国家中等职业教育改革发展示范校创新系列教材

顾　　问：佘德禄
总　主　编：董家彪
副总主编：杨　洁　吴宁辉　张国荣

烹饪营养知识

顾　问：简文强
主　编：陈日荣
副主编：李斌海　陈显忠

北京·旅游教育出版社

编委会

主　任：董家彪

副主任：曾小力　　张　江

委　员（按姓氏笔画排序）：
王　娟（企业专家）　王　薇　　邓　敏

杨　洁（企业专家）　李斌海　　吴宁辉

余德禄（教育专家）　张　江　　张立瑜

张璆晔　　张国荣　　陈　烨　　董家彪

曾小力

总　序

在现代教育中,中等职业学校承担实现"两个转变"的重大社会责任:一是将受家庭、社会呵护的不谙世事的稚气少年转变成灵魂高尚、个性完善的独立的人;二是将原本依赖于父母的孩子转变为有较好的文化基础、较好的专业技能并凭借它服务于社会、有独立承担社会义务的自立的职业者。要完成上述使命,除好的老师、好的设备外,一套适应学生成长的好的系列教材是至关重要的。

什么样的教材才算好的教材呢? 我的理解有三点:一是体现中职教育培养目标。中职教育是国民教育序列的一部分。教育伴随着人的一生,一个人获取终身学习能力的大小,往往取决于中学阶段的基础是否坚实。我们要防止一种偏向:以狭隘的岗位技能观念代替对学生的文化培养与人文关怀。我们提出"立德尚能,素质竞争",正是对这种培养目标的一种指向。素质与技能的关系就好比是水箱里的水与阀门的关系。只有水箱里储满了水,打开阀门才会源源不断。因此,教材要体现开发学生心智、培养学生学习能力、提升学生综合素质的理念。二是鲜明的职业特色。学生从初中毕业进入中职,对未来从事的职业认识还是懵懂和盲从的。要让学生对职业从认知到认同,从接受到享受到贯通,从生手到熟手到能手,教材作为学习的载体应该充分体现。三是符合职业教育教学规律。理实一体化、做中学、学中做,模块化教学、项目教学、情景教学、顶岗实践等,教材应适应这些现代职教理念和教学方式。

基于此,我们依托"广东旅游职教集团"的丰富资源,成立了由教育专家、企业专家和教学实践专家组成的编撰委员会。该委员会在指导高星级饭店运营与管理、旅游服务与管理、旅游外语、中餐烹饪与营养膳食等创建全国示范专业中,按照新的行业标准与发展趋势,依据旅游职业教育教学规律,共同制定了新的人才培养方案和课程标准,并在此基础上协同编撰这套系列创新教材。该系列教材力争在教学方式与教学内容方面有重大创新,突出以学生为本,以职业标准为本,教、学、做密切结合的全新教材观。真正体现工学结合,校企深度合作的职教新理念、新方法。经过近二年时间的努力,现已付梓。

在此次教材编撰过程中,我们参考了大量文献、专著,均在书后加以标注,同时我们得到了旅游教育出版社、南沙大酒店总经理杨洁、岭南印象园副总经理王娟以及广东省职教学会教学工作委员会主任余德禄教授等旅游企业专家、行业专家的大力支持。在此一并表示感谢!

2013 年 8 月于广州

前　言

随着我国国民经济稳步发展，人民生活水平日益提高，促进了我国旅游业的蓬勃发展。各类餐饮企业应市而生，而从业人员素质低下及人才紧缺的现状，已成为制约烹饪行业迅猛发展的瓶颈。另外，现在人们对餐饮的要求不仅仅停留在口味上，而是更强调各种菜肴在烹饪与食用过程中的营养健康。可以说，烹饪技艺是实践，营养知识是理论，营养的美食是要用高超的烹饪技能体现出来的，菜品之间的互相搭配能更充分发挥其营养价值，可见，营养知识在烹饪实践中具有重要作用。

中等职业学校主要为餐饮企业培养和输送一线的工作人员，而教学质量的高低在很大程度上取决于教材的优劣。教材内容必须贴近学生，贴近学校，贴近行业，与烹饪行业的工作需求紧密地联系起来，体现教学内容与岗位对接的职业特色。鉴于此，编者依据我校创建示范校的相关要求，总结多年的教学心得体会及在烹饪行业的实践经验，编写了这本《烹饪营养知识》教材，供中等职业学校的烹饪相关专业学生使用。在本书的编写过程中，得到中国烹饪大师简文强先生的指导，在此表示衷心的感谢！

由于作者水平有限和时间仓促，本教材难免存在疏漏和不完善之处，衷心希望广大读者，特别是有关专家、学者予以批评指正，提出宝贵意见，以便我们共同努力，为中国烹饪做些有益的事情。

编者：陈日荣
2013 年 6 月

目 录

绪论　营养学基础知识

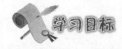 学习目标

1.掌握营养、营养素、营养学、烹饪营养学等相关概念。

2.了解不同时期我国烹饪、营养的发展概况。

第一节　营养基础知识

一、基本概念

1.营养

营养是人体不断从外界摄取食物,在体内经过消化、吸收,组成人体所需要的物质,满足自身生理需要的生物学过程。它包括两方面的含义,一是指人体摄入、消化、吸收和利用食物中营养成分的动态过程,二是指人体在生命过程中利用营养成分维持生长发育、组织更新和良好健康状态的动态过程。营养不是一个可有可无的过程,也绝非是一些保健滋补品的代名词。营养是人类赖以生存并达到健康目的的前提条件和唯一手段。生命不仅在于运动,生命也在于营养。

当营养状况良好时,营养对人体的影响主要概括为以下几方面:

(1)促进生长发育

良好的营养状况会使儿童的身高、体重、智力、视力等各方面都向着良好的方向发展,而良好的生长发育又将对人的一生健康奠定坚实的基础。

(2)维护人体健康

良好的营养状况会使人体的免疫力增强,对自然界中的不利因素有很强的抵抗能力,并且由于具有体格健壮、精神饱满等良好的健康状态,因此能很好地适应不断变化的自然环境和社会环境,其生存能力也就很强。

— 1 —

（3）提高学习和工作效率

有了健康的体魄，学习和工作的热情就会高涨，耐劳能力和抗干扰能力也增强，因此，学习和工作效率必然提高。

（4）延年益寿

良好的营养状况可使人生中的青年时期延长，使人体各器官保持良好的结构和功能状态，从而健康长寿。

2. 营养素

营养素是指食物中能够满足机体正常生理需要，维持生长发育和组织更新，使机体保持健康状态的化学物质。人体需要的营养素有蛋白质、糖类、脂类、维生素、无机盐（矿物质）、水及膳食纤维七大类，其中蛋白质、糖类、脂肪因贮藏化学能量，又称为三大产热营养素。

营养素在体内的主要功能包括：

（1）作为能量物质，供给人体所需的热能；

（2）作为结构物质，构成机体和修补身体组织；

（3）作为调节物质，调节生理功能，维持正常的生理和生化功能。

3. 营养价值

食品的营养价值通常是指在特定食品中的营养素及其质和量的关系。一般认为，含有一定量的人体所需的营养素的食品，就具有一定的营养价值；含有较多营养素且质量（吸收利用率）较高的食品，则营养价值较高。

4. 营养学

营养学是一门研究食物营养与人体健康关系的学科。

本学科研究的主要内容是各种营养素对人体生理功能的影响，营养素的来源及供给量，营养素过量或缺乏时对人体的影响，以及食物中营养素含量的分析等方面的知识。

小知识：

根据研究的侧重点不同，营养学又分为基础营养学、临床营养学、实验营养学、儿童营养学、老人营养学、运动营养学和烹饪营养学等。营养学研究的内容涉及多门学科，如化学、分析化学、生理学、医药学等基础学科，同时由于营养学与食物和人群的关系密切，所以还涉及农业、食品加工业、经济、地理等应用学科和社会科学。

5.烹饪营养学

烹饪营养学是运用现代营养学和食品营养学的基础理论与基本原则,探讨烹饪原料的合理选择、科学加工、合理烹饪、科学配膳等合理、营养的方法以及预防食物中毒和常见食源性疾病等知识的一门综合性应用学科。

二、能量

1.概述

热能包括热和能两种。在体内,热量维持体温的恒定并不断地向环境散发,能量可维持各种生理和体力活动的正常进行。国际上通用的热能单位是焦耳(简称焦)。营养学使用卡和千卡。

焦(J):国际单位中以焦为能量计量单位,这也是我国的法定计量单位。1焦是以1牛顿的力将1千克的物体移动1米所需的能量。焦的1000倍为千焦(kJ),焦的100万倍为兆焦(MJ)。

卡(cal):1卡是指1毫升的水升高1℃所需的能量。营养学实际应用中,常以千卡(kcal)作为单位,1千卡(kcal)约为4.184千焦(kJ),但此单位已废除,而改用国际单位焦(J)。

2.食物能值与生理能值

糖类和脂肪彻底燃烧时的最终产物均为二氧化碳和水。蛋白质在体外燃烧时的最终产物是二氧化碳、水和氮的氧化物等。食物能值是食物彻底燃烧时所测定的能值,也称“物理燃烧值”,或称“总能值”。生理能值即机体可利用的能值。在体内,糖类和脂肪氧化的最终产物与体外燃烧时相同,因考虑到机体对它们的消化、吸收情况(如纤维素即不能被人体消化),故两者的生理能值与体外燃烧时稍有不同。

3.人体能量消耗及影响因素

人体每日能量的消耗主要在以下三方面:

(1)基础代谢要消耗能量 基础代谢是指人体在空腹清醒且安静的状态下,在适宜的室温(18~25℃)环境中维持基本生命活动,如维持正常的体温、呼吸、心跳及分泌等所需的能量。

基础代谢不仅和人的性别、年龄、体表面积有关,而且还受高级神经活动、内分泌系统状态、外界气候条件等因素的影响。一般情况下,基础代谢所需的能量可有10%~

15%的正常波动。

（2）从事体力或脑力劳动要消耗能量 从事各种劳动及活动所消耗的能量是人体能量消耗的主要部分,它直接与劳动强度、持续时间、工作熟练程度有直接关系。劳动强度越大,持续时间越长,工作熟练程度越低,能量的消耗就越多。世界卫生组织将成人的职业劳动强度分为轻、中、重三个等级。

（3）食物特殊动力作用要消耗能量 食物特殊动力作用(简称SDA)是指由于摄取食物而引起的机体能量消耗额外增加的现象。食物特殊动力作用消耗能量的因素有几种,主要是营养素摄入后在体内消化吸收需要能量,蛋白质、脂肪的合成,氨基酸的转变等也都需要能量。这种作用只是增加机体的能量消耗,并非增加能量吸收。

各种食物和营养素都表现有特殊动力作用,蛋白质最强,相当于其本身所供热量的30%,糖类为5%～6%,脂肪为4%～5%。摄入普通混合膳食时,食物特殊动力作用所引起的额外能量消耗为每日基础代谢的10%。

对于健康成年人来说,每日能量的需要与消耗大体是一致的。每日能量消耗包括基础代谢、体力或脑力劳动、食物特殊动力作用这三部分能量消耗的总和。对于正在生长发育的儿童、青少年,还需要增加生长发育所需要的能量。

4. 热能的供给与食物来源

（1）热能的供给 蛋白质、糖类、脂肪这三大产热营养素在人体代谢中各具特殊的生理功能,所以三者在向人体供能方面应有一个适当的比例,通常糖类应占总能量的55%～65%,脂肪占20%～30%,蛋白质占10%～15%。

（2）热能的食物来源 人体热能来源主要由食物中的碳水化合物、脂肪和蛋白质所提供。

第二节　我国营养学发展概况

"营养"一词并非外来语,宋代大文豪苏东坡《养生说》中即有"营养生者使之能逸而能劳"。近百年来,西方医学传入我国,其中一门与营养学性质相近的学科被译为"营养学",而实际上,我国固有的中医饮食营养学已有两千多年历史,自成体系,渗透于中医各科之中。

我们中华民族祖先应用饮食养生的历史悠久,源远流长,它是伴随着人类长期的生活实践逐步发展起来的,从现有资料估计,距今至少已有三千年以上历史。

一、早期食事活动

择食

《淮南子》中有:"古者民茹草饮水,采树木之实,食螺蚌之肉。"饮食是人类赖以生存的物质基础,原始人类在寻找食物的过程中,发现了有治疗作用的食物,可作为食,也可作为药,同时,通过进一步的实践(这个过程是很长的),逐渐把一些天然物产区别为食物、药物、毒物。据《山海经》记载:"神农尝百草之滋味,水泉之甘苦,令民知所避就。当此之时,一日而遇七十毒。"这里所指的"毒"就是包括食物、药物和毒物的天然品。因此,药、食均来源于天然产物,即"药食同源"。

火的利用

对于火的利用,《周礼》说:"燧人氏始钻木取火,炮生为熟,令人无腹疾。"火给人类带来光明和温暖。火的发现和利用,使人类第一次掌握了一种神奇的自然力。上古时代的人由吃生食(寒食)进步到吃熟食(套食)是食疗由萌芽到形成雏形的一个重要因素。周《古史考》中谓:"太古之初,人吮露精,食草木实,穴居野处。山居则食鸟兽,衣其羽皮,饮血茹毛;近水则食鱼鳖螺蛤,未有火化,腥臊多害胃肠。于是圣人造作钻燧出火,教民熟食,民人大悦,号曰燧人。"这些记载,说明了上古时代人类从吃生食进步到吃熟食这一历史过程。在农畜牧业发展的基础上,人类开始利用火以烧煮食物,从而有了烹调技术的发展,这与后来食疗的发展具有密切关系。农业的发展,火的应用,使人们开始能吃熟食,提高了食物的利用率,扩大了食物的来源,同时由于食物营养成分的改变,改变了营养状况,促进了大脑的发育,加快了人类的进化。另外,由于燔生为熟,起到了消毒灭虫,防止胃肠疾病和寄生虫病的作用。这就大大保证了古代人民身体的健康和强壮,为人类的健康、长寿和种族的繁衍开辟了新纪元。

汤液的应用

随着火的利用以及能被人利用的食物品种的日益增多,烹调技术便受到重视。汤液始于伊尹的传说就是在这样的历史条件下产生的。《通鉴》云:"伊尹佐汤伐桀,放太甲于桐宫,悯生民之疾苦,作汤液本草,明寒热温凉之性,苦辛甘咸淡之味,轻清重浊,阴阳升降,走十二经络表里之宜,今医言药性,皆祖伊尹。"有了较为丰富的食物和火,就可以加以烹调,配制为各种汤液。伊尹为商汤的宰相,精于烹调。在《吕氏春秋·本味篇》中,引伊尹和商汤的谈话时,就讲了许多烹调问题,其中就有"阳朴之姜,招摇之桂"的话。姜桂既是佳肴中的调味品,也是发汗解表的常用药物。所以有人认为"桂枝汤"是从烹调里分出来的最古处方之一。因"桂枝汤"中的五味药如桂枝、白芍、甘草、生姜、大枣都是厨房里的调味品。

酒的应用

《战国策》载:"帝女令仪狄造酒,进之于禹"。经考证,夏商时期酿酒活动十分发达,这一点也可由出土夏商时期的酒器所证实。酒既是一种饮料,又对人体具有多种医疗保健作用,是食药兼用之品。它能通血脉、行药势、御寒气,它还能溶解出不溶于水的成分,若将中药置于酒中浸制,既可借助酒通行血脉之性,增强药势,使药力迅速通达全身,故又有"酒为百药之长"之称;又可取其溶解之力,制造多种食用酒和药用酒,进一步丰富饮食保健的内容。由于酒对中医学的重要作用,故又有医字从酉,即医字由酒而来之说。

二、食事制度建立,食医出现

饮食治疗经过原始社会和奴隶社会的漫长岁月,由萌芽而渐趋形成雏形。到达公元前五世纪的周代,当时统治阶级为了保护他们的健康和调制适宜的饮食,开始设置食医和食官以专司其事。"食医"这种职务,与"疾医"、"疡医"、"兽医"一起构成周代医政制度的四大分科,并排在诸医之首。当时食医专管调和食味,注意营养,防止疾病,确定四时的饮食,是专为王家服务的。如《周礼·天官》记载:"食医中士二人,掌和王之六食、六饮、六膳、六羞、百酱、八珍之齐。"可见当时已将食治提到很高的地位,且逐渐成为专业。

调味品的应用

除了夏禹时已可制酒外,酒变酸即成醋,古时叫苦酒,为《周礼》五味之一。酒和醋除作为饮料和调味外,也广泛用于医药中。酱也是一种发酵制品,在《周礼》中也有记载。当时已能制造多种酱,故称为"百酱"。由于酱和豆酱、豆豉、酱油等制品的使用,也发现了它的治疗作用,如用豆豉作健胃解毒剂等。公元前二世纪刘安所著的《淮南子》已有制造豆腐的记载。酱、酒、糖、豆腐等食品的制造,说明当时已从简单直接食用动植物食品,发展到能够制造出多种经过化学变化的食品,食品营养成分的利用率得到提高,人类饮食物的品种更加丰富,这是营养学上一个很大的发展和飞跃。

三、理论体系初步形成时期

随着生产力的发展,到了秦汉时期,饮食保健也从长期的实践经验积累,发展成为一门纳入正规医疗保健行政制度的学科,并从理论上加以总结,营养学理论体系已初步形成。主要表现，包括食疗食物在内的本草学的发展，辨证论治医疗原则的确立等。

《山海经》食物记载

在当时成书的《山海经》中记载药品116种，其中植物52种、动物61种、矿物3种，其中不少是食疗性质的。书中更有许多关于食物治病的记载，如"何罗之鱼……食之已痈"、"有鸟焉……名曰青耕，可以御疫"等。

《黄帝内经》对饮食养生和饮食治疗做了较系统论述

《黄帝内经》约成书于战国时期，是我国现存最早的一部医著，在中医发展史上占有十分重要的地位。它不仅奠定了中医学的理论基础，对世界医学的发展也产生不可忽略的影响。《黄帝内经》对饮食养生和饮食治疗做了较系统的论述，确定了明确的原则和实施的方法。如："阴之所生，本在五味，阴之五宫，伤在五味。是故味过于酸，肝气以津，脾气乃绝；味过于咸，大骨气劳，短肌，心气抑；味过于甘，心气喘满，色黑，肾气不衡；味过于苦，脾气不濡，胃气乃厚；味过于辛，筋脉沮弛，精神乃殃。是故谨和五味，骨正筋柔，气血以流，腠理以密。如是则骨气以精，谨道如法，长有天命。"这是说饮食的五味必须调和，不能偏胜，偏胜则能引起种种疾患。若能五味调和，饮食合宜，则健康能获保证，寿命就长。所以说《黄帝内经》一书，为后世饮食疗养的发展奠定了理论基础。

食药结合典籍出现，《神农本草经》成就

随着医学的发展，本草学也有了发展。据考证，《神农本草经》的编辑成书约在汉代，是我国现存最早的一部药物学著作。在《神农本草经》中，作为药物的重要组成部分，收载了许多食疗食物，如大枣、枸杞子、赤小豆、龙眼肉等，对食疗食物的功效、主治、用法、服食法等都有一定的论述，对促进食疗本草学的发展起到了重要的作用。

《伤寒杂病论》

东汉杰出医家张仲景在《伤寒杂病论》中采用不少食物，用以治病，如书中提出的"猪肤汤"和"当归生姜羊肉汤"都是典型的食疗处方。

诸医家营养说

在《论语》一书中，我们可知当时学者的饮食卫生观。如："食不厌精，脍不厌细。鱼

馁而肉败不食,色恶不食,失饪不食,不时不食,割不正不食,不得其酱不食,肉虽多,不使胜食气。惟酒无量不及乱。沽酒市脯不食,不撤姜食不多食。"看来其饮食卫生要求几乎与现代相差无几,是比较严格的。三国时期,魏武帝曹操对"食疗"也颇有研究,他亲自撰写了《四时御食制》,可惜此书大部已佚散。当时,著名神医华佗用蒜泥加醋治疗严重蛔虫呕吐病例获愈,开了食疗用于急症的先例。

四、营养学理论提高时期

秦汉之际,方士蜂起,顺应统治阶级帝王们的愿望,寻求长生登仙之道。如秦时的安期生,汉时的李少君,至晋代的葛洪,他们对饮食营养、卫生、化学都有相当阐发,其中虽有不合理的成分,但对食治食养都有或多或少的贡献。晋唐时期,饮食营养学在前代初步形成的理论指导下,食养食疗实践和经验的积累更为广泛和丰富,特别是对一些营养缺乏性疾病的认识和治疗取得较大成就。若干由营养素缺乏所致的疾病,如甲状腺肿、脚气病、夜盲症等都能认识,并用有关食物来进行治疗。例如晋葛洪在其所著《肘后方》中,首先记载用海藻酒治瘿病(甲状腺肿)以及用猪胰治消渴病(糖尿病)。东晋医家支法存对脚气病(维生素 B_1 缺乏病)很有研究,拟医方多条治疗。方中药物颇多含有维生素 B_1。以后孙思邈在支氏的基础上进一步认识脚气病为食米区疾病,并提出食用谷皮和米熬粥来预防。后来,《诸病源候论》记载了用羊治甲状腺肿,蟾酥治创伤,羚羊角治中风。《千金方》首用猪肝治夜盲症,"以脏补脏"的原则也就产生了。总之,当时食疗已被医家们充分重视,孙思邈在《千金翼方》中就强调"若能用食平疴,释情遣疾者,可谓良工,长年饵生之奇法,极养生之术也。夫为医者,当需先洞晓病源,知其所犯,以食治之,食疗不愈,然后命药。"他还引扁鹊的话说:"不知食宜者,不足以存生也,不明药忌者,不能以除病也……若能用食平疴释而遣疾者,可谓良工。"与此同时,在理论总结上,食疗开始逐渐从各门学科中分化出来,出现了专门论述食疗的专卷,标志食疗专门研究的开始。

《备急千金要方》

食疗经过前代的发展,到了唐朝集其大成,而出现了专著。孙思邈《千金方》中第二十六卷为"食治"专篇,强调以食治病。除序论外,分"果实、菜蔬、谷米、鸟兽虫鱼"四门来叙述,是现存最早的营养疗法专篇。他对饮食养生非常重视,认为"安生治本,必资于饮食,不知食宜者,不足以存生也。"强调饮食有节,五味不可偏盛等,对于老年养生、妇幼养生、四时养生等也多有论述。

《食疗本草》

唐显庆时,孟诜所著《食疗本草》问世,他搜集民间所传和医家所创,加以己见,集食物药物于一书,成了我国第一本"食物疗法"专著。本书共收食物227种,分别介绍食物的性能、效用、烹调方法,以及进食原则等。

其他有关食疗著述

唐代咎殷著《食医心鉴》,约成书于公元853年,本书以食治方为主,共列有十五类食方。南唐陈士良著《食性本草》,此书载食医诸方及五时调养脏腑之术,评者认为此书总集旧说,无甚新义。王焘的《外台秘要》载有多种食治疾病的方法。唐人对食物与药物的区分已有明确认识。"食疗"形成专科,有了蓬勃的发展。南朝齐梁间的陶弘景总结前人本草,写成《本草经集注》,首创把药物分成八类,其中就有三类,即果、菜、米食属于食疗食物。

五、营养学理论全面发展时期

宋代以饮食治病防病已很普遍,且有进一步发展和完善。皇家编纂的医学巨著,如《太平圣惠方》中记载的28种疾病都有食治方法。《圣济总录》专设食治一门,共有30条,详述各病的食治方法。这一时期,影响较大的代表著作有《饮膳正要》、《寿亲养老新书》等。

《寿亲养老新书》(宋 陈直)

宋神宗时(1085年)陈直所撰《寿亲养老新书》,是一本老年疾病治疗保健学著作,记有食疗方剂162首,对老人的食治贡献甚大。强调老人尤应注重饮食养生,以食治病为养老之大法。此外,书中还记载了部分用于妇儿的食治方,如鲤鱼粥治妊娠胎动,鲍鱼羹治产妇乳汁不下,扁豆粥治小儿霍乱等。

《饮膳正要》(元 忽思慧)

元代饮膳太医忽思慧(蒙古人)于天历三年(1331年)著《饮膳正要》一书,开始从健康人的饮食方面立论。这是我国第一部有名的营养学专著,全书共三卷,它继承了食、养、医结合的传统,对每一种食品都同时注意它的养生和医疗效果,因此本书所载的基本上都是保健食品。且对所载各种食品均详述其制作方法与烹调细则,实属难能可贵。并记述了少数民族的食物,丰富了食药资源;还强调妊娠食忌、乳母食忌、饮酒禁忌等;且全书附有插图20多幅。

六、营养学进一步实践时期 明清时期至民国

明、清时期,对营养学的研究有了进一步发展,有关饮食保健的著作大量涌现,如《食物本草》、《随息居饮食谱》、《饮食须知》等,从不同角度对食物的性能、功用、主治、膳食结构等作了有实用价值的阐述。另外,如《救荒本草》等救荒和野菜类著作,扩大了食物的来源,是营养学上的一大贡献。

《本草纲目》

明代李时珍的伟大著作《本草纲目》共载药1892种,增加新药347种,其中不少是食物。有许多药是要经过生物变化才能制成的,如酥、乳腐等,大大丰富了食治的食品。他认为"盖水为万物之源,土为万物之母,饮资于土……饮食者人之命脉也。"说明人的健康长寿,必须注意饮食营养。书中记载有多种饮食物:食用水、谷类、菜类、鱼类、果品类、兽类等,还有药粥、健身酒类等,内容极其广泛,不胜枚举。

《随息居饮食谱》

清代王士雄(孟英)的《随息居饮食谱》,成书于咸丰十一年(1861年)。书的前序中谓:"人以食为养,而饮食失宜或以害身命"、"颐生无玄妙,节其饮食而已。食而不知其味,已为素餐,若饱食无数,则近于禽兽。"强调了食养、调节饮食对生命的重要性。本书共载食物等340味,论述其性味、主治、烹制甚详,是食疗著作中颇有影响的一本著作。

《老老恒言》

《老老恒言》为清代曹庭栋所撰,共五卷。前四卷为老年人日常起居寝食养生方法,在参考前人经验的基础上,结合自己的养生实践经验,提出自己的观点。第五卷论述粥,并系统地将粥分为上中下三品。在老年养生中重视保护脾胃的功能,认为"少食以安脾","粥食应养脾","食物有三化。一火化,烂煮也;一口化,细嚼也;一腹化,入胃自化

也。老人惟借火化,磨运易即输精多。"书中记载粥谱 100 余种,从择米、择水、火候到食候等都有论述,如莲肉粥、藕粥、胡桃粥、杏仁粥等,均可供老年人食养或食疗选用。

其他食疗著作

朱肃所撰的《救荒本草》大都为前人未经记载的可食植物,直接增广了人类利用植物的范围。鲍山曾备尝黄山的野蔬诸味,别其性味,详其调制,著《野菜博录》四卷,别具一格。这一时期,对热性病的食疗亦受到了重视,如吴有性所著《温疫论》即有"论食"一节,如谓:"时疫有首尾能食者,此邪不传胃,切不可绝其饮食,但不宜过食耳。有愈后数日微热不思食者,此微邪在胃,正气衰弱,强与之,即为食复。有下后一日,便思食,食之有味,当与之,先与米饮一小杯,渐进稀粥,不可尽意,饥则再与。"孟河费伯雄撰有《费氏食养》三种,即《食鉴本草》、《本草饮食谱》及《食养疗法》。尤以"食养疗法"一词为费氏首先明确提出者。黄鹤辑的《粥谱·附广粥谱》共载药粥方二百多个,成为现存的第一本药粥专著。

七、饮食营养学的现代发展

近年来,随着祖国医学的发展,中医饮食营养学也得到了相应的发展。由于人民生活水平的提高,在饮食生活方面对食养食疗也就提出了更高的要求。传统的饮食营养学又有了新的发展。在著作方面出现许多专业工具书,如食养食疗、保健医疗食品类书和辞书等,同时,大量科普书籍也相继问世。更引人瞩目的是,近年来中医食疗和食补开始进入医疗、护理、家政、航天乃至国防等专业方面,并取得不少科学成果。在中医教育方面,1976 年国家正式批准成立中医养生康复专业,在本专业中设"中医饮食营养学"课程,从而使传统营养学术与技术得到延续与传播。现在,不少中医单位开展了食疗的临床工作,研制了药膳和疗效食品。个别中医院设立食疗科或食疗门诊,中医的传统保健食品也被广泛地推广应用。中医饮食营养学作为一门独立的学科,已经进入了一个新的历史发展时期。

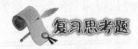 **复习思考题**

1.名词解释

(1)营养　　　　　(2)营养素　　　　　(3)营养学

2.选择题

(1)先秦巨著《黄帝内经》中提出了"_____为养,_____为益,_____为助,_____为充"的特点,这很符合现代营养学的平衡膳食的原则。

A. 五谷、五畜、五果、五菜　　　　　B. 五谷、五果、五菜、五畜

C. 五畜、五谷、五果、五菜　　　　　D. 五谷、五畜、五菜、五果

(2)《饮膳正要》是元代_____所著。

A. 孙思邈　　　　B. 巢元方　　　　C. 忽思慧　　　　D. 李时珍

3.问答题

(1)简述我国近代营养与卫生的发展概况。

(2)有人认为我国现在心脏病、糖尿病、肿瘤等疾病发病率增高是由于经济发达和生活富裕造成的,你认为这种说法对吗? 为什么?

4.案例分析

在日常饮食中,许多从事烹饪工作的人员(包括家庭主妇)并没有学过烹饪营养知识,但他们照样能制作出各种各样的菜肴和面点,满足了人们食用的要求,所以有人认为没有必要学习营养课。你认为这种观点正确吗? 为什么?

第一章　人体所需的营养素

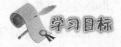

掌握各种营养素的组成、分类及对人体的生理功能,熟悉不同人群对营养素的需要量、各种营养素的食物来源。

一、蛋白质

现代科学已经证明,生命的产生、存在和消亡都与蛋白质有关,蛋白质是生命的物质基础,生命是蛋白质的运动形式,没有蛋白质就没有生命。如果蛋白质长时间地摄入不足,正常代谢和生长发育便会无法进行,轻者发生疾病,重者甚至可以导致死亡。

蛋白质是一种化学结构非常复杂的高分子有机化合物,由碳(C)、氢(H)、氧(O)、氮(N)四种元素组成,有些蛋白质还含有硫、磷、铁等其他元素。

表1-1　蛋白质主要构成元素百分比

元素	碳	氢	氧	氮	硫	磷
百分比(%)	50~55	6~7.3	19~24	15~17.6	0~4	0~3

氮元素是蛋白质的特征元素,所以蛋白质又叫高分子含氮有机物。蛋白质含氮量极为相近,平均为16%。所以,用食物含氮量乘以6.25便可计算出蛋白质的含量。

1. 氨基酸

氨基酸是含有氨基的有机酸,是组成蛋白质的基本单位。构成人体蛋白质的氨基酸主要有20多种。食物中的蛋白质必须经过胃肠道消化,分解成氨基酸才能被人体吸收利用,人体对蛋白质的需要实际就是对氨基酸的需要。吸收后的氨基酸只有在数量和种类上都能满足人体需要,身体才能利用它们合成自身的蛋白质。营养学上将氨基酸分为必需氨基酸和非必需氨基酸两类。

(1)必需氨基酸:是指人体自身不能合成或合成的速度远不能满足机体的需要,而必

— 13 —

须从食物中摄取的氨基酸。对成人来说,必需氨基酸有 8 种,它们包括亮氨酸、异亮氨酸、赖氨酸、蛋氨酸、苯丙氨酸、苏氨酸、色氨酸和缬氨酸。对于婴儿来说,组氨酸不能合成,因此,婴儿有 9 种必需氨基酸。必需氨基酸在食物中含量的多少,以及各种必需氨基酸相互间含量的比例组成,对人体蛋白质合成速度有很大的影响。

(2)非必需氨基酸:并不是说人体不需要这些氨基酸,而是说人体可以自身合成或由其他氨基酸转化而得到,不一定非从食物直接摄取的氨基酸称为"非必需氨基酸"。如人体内的酪氨酸(非必需氨基酸)可由苯丙氨酸(必需氨基酸)转变而来,胱氨酸(非必需氨基酸)可由蛋氨酸(必需氨基酸)转变而来。然而,膳食中酪氨酸与胱氨酸的含量丰富时,体内就不必耗用苯丙氨酸及蛋氨酸来合成这两种非必需氨基酸。因此,有人将酪氨酸、胱氨酸等氨基酸称为"半必需氨基酸"。

2. 蛋白质的分类

在营养学上,根据食物中蛋白质所含必需氨基酸的种类、数量及比例协调程度的差异,把蛋白质分成以下三类:

(1)完全蛋白质:又称优质蛋白质,所含必需氨基酸种类齐全,数量充足,相互间比例也适当。这一类蛋白质不但可以维持人体健康,还可以促进生长发育。动、植物中均有此类蛋白质,如奶类、鱼类、大豆类、蛋类、畜禽肌肉等的蛋白质都是完全蛋白质。

(2)半完全蛋白质:所含的必需氨基酸的种类比较齐全,但相互之间的比例不合适,有的过多,有的过少,不能完全符合人体的需要。

将半完全蛋白质作为膳食中唯一的蛋白质来源时,只能维持生命,但不能促进生长发育。例如,小麦中的麦胶蛋白便是半完全蛋白质,含赖氨酸很少。食物中所含与人体所需相比有差距的某一种或某几种氨基酸叫作限制氨基酸。谷类蛋白质中赖氨酸含量多半较少,所以,它们的限制氨基酸是赖氨酸。

(3)不完全蛋白质:这类蛋白质中所含必需氨基酸种类不全,比例也不适当。如果把它们用作膳食蛋白质唯一来源时,既不能促进人体良好的生长发育,也不能维持生命。例如,动物结缔组织中的蛋白质,像鱼翅、肉皮中的胶原蛋白,还有大多数蔬菜中的蛋白质都属于不完全蛋白质。

3. 蛋白质对人体的生理功能

(1)构成和修补机体组织

蛋白质最主要的生理功能主要是构成和修补人体机能组织。人体的神经、肌肉、皮肤、内脏、血液、指甲和毛发等无一不是由蛋白质构成的。身体的生长发育、衰老组织更新、疾病和创伤后组织细胞的修补也都离不开蛋白质。

（2）调节生理机能

在人体中调节生理机能的多种激素,如生长激素、胰岛素等,也是由蛋白质或其衍生物构成的。生长激素是由脑垂体分泌的,对动物的生长发育有重要的作用。酶是由活动细胞产生的具有特殊催生作用的一类蛋白质,酶能调节人体的新陈代谢。

（3）供给热能

蛋白质能提供热能,人体每天所需的能量有 10%～15% 来自蛋白质,但如果把蛋白质当作热能的来源是很不经济也很不合理的。食物中的蛋白质应发挥其作为结构物质、调节物质的作用。如果膳食中的糖类和脂肪供给不足,需要靠蛋白质来产热,就会造成蛋白质缺乏。

（4）免疫作用

当机体受到外界某些有害因素(异体蛋白)侵袭后,机体能产生一种相应的抗体进行特异性反应,以消除有害因素对正常机体的影响,这种反应叫免疫反应。血液中的抗体是由蛋白质构成的。

（5）解毒作用

高蛋白膳食可以保护肝脏,增强肝脏对有毒物质的抵抗力。蛋白质可使侵入体内的有毒质与半胱氨酸、甘氨酸等相组合,转化为无毒物质排出体外。若体内蛋白质缺乏,肝脏解毒能力就会下降。

4. 蛋白质的互补作用

在自然界中,无论是动物蛋白质或是植物蛋白质,所含的必需氨基酸没有一种是完全能够满足人体需要的。蛋白质的互补作用是指将两种或两种以上的食物混合食用时,必需氨基酸的含量和比例可以相互补充,取长补短,使蛋白质中必需氨基酸的含量和组成更符合人体的需要。蛋白质的互补作用对饮食调配、原料选配、提高蛋白质的营养价值等方面有重要的指导意义。

玉米中蛋白质的必需氨基酸组成不平衡,色氨酸、赖氨酸含量低,只有蛋氨酸含量稍高,单独使用时其生理价值仅为 60%;大豆中的赖氨酸含量较高而蛋氨酸含量较低,若将两者混合食用,其中的必需氨基酸含量可以长短互补,提高其生理价值。如果 40% 的玉米与 20% 的大豆、40% 的小麦相混后做成"杂合面",则生理价值可提高到 73%;又如在小麦、小米、大豆中加入少量的牛肉,则其生理价值可提高到 89%,超过肉类和牛奶。为此,提倡每餐食物种类应该多样化,在日常膳食中应提倡荤素搭配,粮、豆、菜、肉混食,粗、细粮混合等调配方法,以提高蛋白质的生理价值。

为了使蛋白质的互补作用得以充分发挥,一般应遵循下面几个原则:

(1)食物的生物学属性相差越远越好,如动物性与植物性食物混合时蛋白质生物价值超过单纯植物性食物之间的混合。

(2)搭配的食物种类越多越好。

(3)各种食物要同时或先后(不超过4小时)食用,合成组织器官的蛋白质所需要的必需氨基酸必须同时或先后(不超过4小时)到达,才能发挥必需氨基酸的互补作用,从而合成组织、器官的蛋白质。

5.蛋白质供给与食物来源

(1)供给量 蛋白质的供给量与膳食蛋白质的质量有关。如果蛋白质主要来自奶、蛋等食品,则成年人不分男女均为每日每公斤体重0.75克。中国膳食以植物性食物为主,蛋白质质量较差,供给量需要定为每日每公斤体重1.0~1.2克。蛋白质供给量也可用占总能量摄入的百分比来表示。在能量摄入得到满足的情况下,由蛋白质提供的能量在成年人应占总能量的10%~12%,生长发育中的青少年则应占14%。

(2)食物来源 人体获取蛋白质最重要的来源是肉、鱼、乳、蛋、豆类、谷类和坚果类食物,如鸡蛋中的蛋白质不但含有人体所需的各种氨基酸,而且其组成模式与人体氨基酸模式十分相近,生理价值达95%以上。贝类蛋白质也可与肉、禽、鱼类相媲美。动物性蛋白质的利用率也很高,通常可达85%~90%,如牛奶中蛋白质主要为酪蛋白,消化率为85%,但动物性蛋白质色氨酸含量普遍稍低,植物性原料中,大豆的蛋白质含量高达35%~40%,而且属于完全蛋白质。一般情况下,植物性食物所含蛋白质不如动物性的好,但是注意蛋白质的相互搭配,仍是人类膳食蛋白质的重要来源。

表1-2 常见食物中蛋白质的含量

g/100g

食物名称	蛋白质含量	食物名称	蛋白质含量
小麦粉(标准粉)	11.2	黄豆	35.0
粳米(标一)	7.7	绿豆	21.6
籼米(标一)	7.7	赤小豆	20.2
玉米(干)	8.7	花生仁	24.8
玉米面	8.1	猪肉(肥瘦)	13.2

续表

食物名称	蛋白质含量	食物名称	蛋白质含量
小米	9.0	牛肉(肥瘦)	19.9
高粱米	10.4	羊肉(肥瘦)	19.0
马铃薯	2.0	鸡肉	19.3
甘薯	0.2	鸡蛋	13.3
蘑菇(干)	21.1	草鱼	16.6
紫菜(干)	26.7	牛奶	3.0

6. 蛋白质缺乏症

蛋白质缺乏在成人和儿童中都有发生,但处于生长阶段的儿童更为敏感。蛋白质缺乏常有热能不足,故称蛋白质—热能营养不良。临床表现有水肿型和消瘦型两种。反映体内蛋白质营养水平的常用指标主要为血清白蛋白和血清运铁蛋白等。

(1)水肿型——热能摄入量基本满足而蛋白质严重不足的儿童营养性疾病,主要表现为腹、腿水肿,虚弱,表情淡漠,生长滞缓,头发变色、变脆,易感染疾病等。

(2)消瘦型——蛋白质和热能摄入量均严重不足的儿童营养性疾病,表现为瘦弱无力,易感染其他疾病而死亡。

二、糖类

糖类由碳、氢、氧三种元素组成,其中氢和氧的比例为2∶1,与水相同,故也称为碳水化合物。糖类是自然界分布最广、含量最丰富的有机物。

1. 糖的分类

(1)单糖

单糖是最简单的碳水化合物,不能水解成更小分子的糖类,可直接被人体吸收。单糖多为结晶体,易溶于水,难溶于酒精,有甜味。最常见的单糖有葡萄糖、果糖、半乳糖和核糖。

表1-3　单糖的分类

单糖的种类	区别	食物来源	应用
葡萄糖	葡萄糖是构成食物中各种糖类的基本单位	在植物性食物中含量丰富，在葡萄中含量高达20%，故称为葡萄糖	是人体血糖的主要构成成分，在体内氧化可释放能量供机体利用。可以直接被人体吸收，也可作为营养食品直接食用
果糖	果糖是甜度最高的一种糖，它的甜度是葡萄糖的1.75倍	主要存在于水果和蜂蜜中，是蜂蜜和水果甜味的主要来源	食物中的果糖在体内转变为肝糖原，然后分解为葡萄糖，易于被人体吸收
半乳糖	半乳糖甜度低于葡萄糖，是乳类中乳糖的分解产物	半乳糖不能单独存在于天然食物中，但在乳中和脑髓里都有半乳糖的成分	是神经组织的重要组成部分，在营养上有重要的意义
核糖	核糖是构成人体的重要物质	可以由机体合成，而不一定要从食物中获得	是人体遗传DNA的组成成分之一

（2）双糖

双糖是由两个单糖分子脱去一分子水缩合而成的化合物。双糖多为结晶体，味甜，易溶于水，难溶于酒精。已知的双糖有146种，在营养学上对人体有重要意义的是蔗糖、麦芽糖和乳糖。

表1-4　双糖的分类

双糖的种类	区别	食物来源	应用
蔗糖	蔗糖由一分子葡萄糖和一分子果糖脱水结合而成	蔗糖的甜度仅次于果糖，广泛存在于植物的根、茎、叶、果实和种子中，甘蔗和甜菜中含量最高	日常食用的白糖、红糖等都是蔗糖
麦芽糖	麦芽糖由两分子葡萄糖脱去一分子水缩合而成	麦芽糖在各种谷类种子发出的芽中含量较多，所以叫麦芽糖	麦芽糖是烹饪行业和食品工业中最普遍使用的一种食用糖
乳糖	乳糖是由一分子葡萄糖与一分子半乳糖缩合失水而成	乳糖主要存在于乳类以及乳类制品中，甜度为蔗糖的1/6	乳糖在乳酸菌的作用下可分解成乳酸，这是牛乳容易变酸的原因，也是制造酸牛奶、酸奶酪的基本原理

小知识：

单糖、双糖多有甜味,甜度以蔗糖为标准,蔗糖的甜度定为100,则其他糖类甜度分别为葡萄糖74,果糖173,半乳糖32.5,麦芽糖33,乳糖16。

(3)多糖

多糖是由多个单糖分子缩合而成的高分子化合物,无甜味,非结晶体,在营养学上重要的多糖有淀粉、糖原、纤维素等。淀粉在消化酶的作用下可分解成糊精,再进一步消化成葡萄糖被吸收。糖原也叫动物淀粉,是动物体内贮存葡萄糖的一种形式,主要存在于肝脏和肌肉内。当体内血糖水平下降时,糖原即可重新分解成葡萄糖满足人体对能量的需要。膳食纤维虽不能被人体消化用来提供能量,但仍有其特殊的生理功能,这方面将在以后的有关条目中介绍。

知识拓展：

多糖的分类

1.糖原:为含有许多葡萄糖分子和支链的动物多糖,由肝脏和肌肉合成和贮存。食物中糖原很少。

糖原分为肝糖原和肌糖原,肝糖原能直接转化为葡萄糖,为整个身体提供能量,肌糖原则不能,它释放的能量只供肌肉使用。肌糖原是备用能源,最后才能用到。

蛋白质能维持人体代谢的需要,但是满足即可。多余的蛋白质在消化吸收后,肝脏会将它们转变成肝糖原或肌糖原贮存起来;如果肝糖原或肌糖原已经足够,则转变成脂肪贮存起来;这种转变产生的其他代谢产物必须从肾脏排出来。蛋白质过剩,不但使人肥胖,还增加肝脏和肾脏的代谢负担,久而久之就可能影响它们的功能。

2.淀粉:是许多葡萄糖组成的能被人体消化吸收的植物多糖,是人类摄取碳水化合物的主要食物来源。据其结构可分为支链淀粉和直链淀粉。

淀粉是植物体中储藏的养分,多存在于种子与块茎中,是无色无臭的白色粉末,密度1.499~1.513。有吸湿性。由直链淀粉(淀粉颗粒质)和支链淀粉(淀粉皮质)两部分组成。它们在淀粉中所占的比例随植物的种类而异。

直链淀粉是由葡萄糖以 $\alpha-1,4-$ 糖苷键结合而成的链状化合物,能被淀粉酶水解为麦芽糖。在淀粉中的含量约为 10%~30%。能溶于热水而不成糊状。遇碘显蓝色。

支链淀粉又称胶淀粉,分子相对较大,一般由几千个葡萄糖残基组成。支链淀粉中葡萄糖分子之间除以 $\alpha-1,4-$ 糖苷键相连外,还有以 $\alpha-1,6-$ 糖苷键相连的,所以带有分支,约20个葡萄糖单位就有一个分支,只有外围的支链能被淀粉酶水解为麦芽糖。在冷水中不溶,与热水作用则膨胀而成糊状。遇碘呈紫或红紫色。

支链淀粉难溶于水,其分子中有许多个非还原性末端,但却只有一个还原性末端,故不显现还原性。

在食物淀粉中,支链淀粉含量较高,一般为 65%~81%。

3. 抗性淀粉:抗性淀粉是指不被健康人体小肠所吸收的淀粉及其降解产物的总称。它除具有与膳食纤维相似的生理功能外,还具有一些独特的功能。

抗性淀粉这一概念由 Englyst 提出,国内大多数文章译为抗性淀粉,也有的将其译为抗淀粉及抗消化淀粉。1993 年,欧洲抗性淀粉研究协会(EURESTA)将其定义为"健康者小肠中不被吸收的淀粉及其降解产物的总称"。

4. 膳食纤维:指存在于食物中不能被机体消化吸收的多糖类化合物的总称。人类消化道中无分解这类多糖($\beta-$ 糖苷键连接)的酶,故人体不能消化吸收,但它具有重要的生理作用。可分为不溶性纤维与可溶性纤维。

(1)不溶性纤维素

①纤维素:植物细胞壁的主要成分,一般不能被肠道微生物分解。

②半纤维素:是谷类纤维的主要成分,包括戊聚糖、木聚糖、阿拉伯聚糖和半乳聚糖及酸性半纤维素。

③木质素:是植物木质化过程中形成的非碳水化合物,食物中存在少,主要存在蔬菜的木质化部分和种子中。

(2)可溶性纤维素:即可溶于水又可吸水膨胀并能被大肠中微生物酵解的一类纤维,存在于植物细胞液和细胞间质中。

①果胶:被甲酯化至一定程度的半乳糖醛酸多聚体,通常存在于水果和蔬菜之中,柑橘和苹果中含量较高。分解后产生甲醛和果胶酸。食品工业中常用果胶做增稠剂。

②树胶和黏胶:由不同的单糖及其衍生物组成,食品工业中常用做稳定剂。

2. 糖类的生理功能

(1)供给能量

我国居民从膳食中摄取的总热量的 55％～65％ 都是由糖类提供的。糖类比等量脂肪所产生的热量虽然低一些,但糖类来源广泛,价格较脂肪便宜,氧化分解的产物二氧化碳和水也易于排出。糖类在体内氧化又较其他产热营养素放出热能快,能及时满足机体对热能的需要。

糖原和葡萄糖是脑组织和心肌的主要能量来源,又是肌肉运动的有效能源物质,血液中的葡萄糖是神经系统的唯一能量来源。

(2)构成机体组织

糖类是构成机体的一种重要物质,所有神经组织、细胞和体液中都含有糖类。核糖是构成遗传物质脱氧核糖核酸(DNA)的主要成分。此外,乳糖在促进婴儿生长发育中也起着重要作用。

(3)抗生酮作用和节约蛋白质作用

人体内脂肪代谢需要有足够的糖类来促进氧化作用。糖类量不足时,所需能量将大部分由脂肪提供,若脂肪氧化不完全,则体内脂肪酸就不能完全氧化成二氧化碳和水而产生酮体,从而发生酮毒。因而糖类具有促使脂肪氧化的抗生酮的作用。糖类在体内代谢的重要性还表现在当膳食中糖量充足时,蛋白质在体内不以热能形式被消耗,便可充分发挥其作为构成物质和调节物质的作用。

(4)保护肝脏和解毒作用

当肝糖原储备充足时,肝脏对四氯化碳、酒精、砷等化学毒物有较强的解毒能力,对各种致病微生物感染所引起的毒症也有较强的解毒作用。当肝糖原不足时,肝脏的解毒作用就会明显下降。因此,人患有肝炎时,可多吃一些糖。

(5)增强消化功能

多糖类的纤维素和果胶虽然不能被人体消化吸收,但能增进消化液的分泌和胃肠蠕动,同时,还能吸收肠腔水分,利于正常排便,从而增强消化功能和排便功能。此外,蔗糖在烹调中常用作调味、增色,改善菜肴质量,提高人们食欲。

3.糖类供给量与食物来源

劳动强度不同,对糖类的实际需求量也不同。轻体力劳动者每人每天的需求量大约400～500克,重体力劳动者约550～600克。

膳食中的糖类主要来源于谷类、豆类、薯类、根茎类植物性食品,动物性食品中乳类是乳糖的主要来源,蔬菜、水果则是纤维素的良好来源。

三、脂类

脂类是脂肪和类脂的总称。脂类由碳、氢、氧3种元素构成,一般比例分别为76%、12%、12%,少数脂类还含磷、氮等元素。由于脂类含碳、氢比例比糖要大,故发热量比糖高。脂肪由一分子甘油和三分子的脂肪酸缩合而成,所以脂肪又叫甘油三酯。脂肪主要为油脂,油常温下为液态,脂为固态。

1. 脂类的分类

根据脂类的结构及功能,一般可将其分为三类:甘油三酯、磷脂和固醇类。食物中的脂类95%是甘油三酯,5%是其他脂类;在人体储存的脂类中,甘油三酯达99%。

(1)甘油三酯

甘油三酯也称脂肪或中性脂肪。每个甘油三酯分子是由一个甘油和三个分子的脂肪酸结合而成。根据脂肪酸的结构和对人体的生理功能,可将它们分为饱和脂肪酸、不饱和脂肪酸和必需脂肪酸三类。

①饱和脂肪酸 是分子结构中仅有单键的脂肪酸,化学性质较稳定,不易与其他物质起化学变化,其熔点高,在常温下多为固态。羊脂、牛脂、猪脂等脂肪中所含饱和脂肪酸比例较大,故常温下为固态。

②不饱和脂肪酸 不饱和脂肪酸为分子结构中含有一个或一个以上双键的脂肪酸(通常含1~6个)。不饱和脂肪酸化学性质不稳定,易与其他物质发生反应,如与空气中的氧发生氧化后,生成低分子酸、醛等,造成油脂酸败。不饱和脂肪酸的熔点低,在常温下为液体,植物油中不饱和脂肪酸的含量高于动物脂。

③必需脂肪酸 人体内不能合成而必须从食物中摄取的脂肪酸称必需脂肪酸(EEA)。必需脂肪酸都是不饱和脂肪酸。目前已经肯定的必需脂肪酸是亚油酸,亚麻酸和花生四烯酸也有必需脂肪酸的活性,可在体内由亚油酸合成。必需脂肪酸是细胞膜的重要成分,缺乏时会患皮炎,还会影响儿童生长发育;是合成磷脂和前列腺素的原料,还与精细胞的生成有关;可促进胆固醇的代谢,防止胆固醇在肝脏和血管壁上沉积;对放射线引起的皮肤损伤有保护作用。

(2)磷脂

磷脂是指甘油三酯中一个或两个脂肪酸被有磷酸的其他基团取代的脂类物质。磷脂是构成细胞膜的成分,若缺乏就会引起细胞膜结构的破坏,使皮肤细胞膜对水的通透性增加,从而引起湿疹。对人体健康比较重要的磷脂有卵磷脂和脑磷脂。

（3）固醇类

最重要的固醇是胆固醇,它是细胞膜和许多活性物质的重要成分及材料。人体内90%的胆固醇存在于细胞中。胆固醇是人体许多重要物质,如胆汁、性激素、肾上腺素等的合成材料。此外,胆固醇可在体内转变成 7 - 脱氢胆固醇,并在皮肤中经紫外线照射而转变成维生素 D_3,从而对钙的吸收起促进作用。

胆固醇的合成在肝脏和肠壁细胞,并由血液提供输送。人体胆固醇合成依赖于能量、胆固醇摄入,膳食种类及自身激素水平。当体内胆固醇增多时可对肝及其他组织中的胆固醇合成酶的合成活性进行抑制,降低胆固醇合成量。食物中糖和脂肪分解产生的乙酰辅酶 A 是人体合成胆固醇的主要原料。

虽然固醇广泛存在于动植物食品中,但只有动物食品中才含有胆固醇。因机体既可从食物中获得又可利用自身内源胆固醇,故一般不存在缺乏。胆固醇过多常常与高血脂、动脉粥样硬化和心脏病等相关,而长期摄入过多动物性食品往往导致胆固醇增高,某些饱和脂肪酸与低密度脂蛋白胆固醇的增加有关。

低密度脂蛋白:是由极低密度脂蛋白转变而来的。低密度脂蛋白的主要功能是把胆固醇运输到全身各处细胞,但主要是运输到肝脏合成胆酸。每种脂蛋白都携带有一定量的胆固醇,但体内携带胆固醇最多的脂蛋白是低密度脂蛋白。体内三分之二的低密度脂蛋白是通过受体介导途径吸收入肝和肝外组织,经代谢而清除的。而余下的三分之一是通过一条"清扫者"通路而被清除的,这一非受体通路中,巨噬细胞与低密度脂蛋白结合,吸收低密度脂蛋白中的胆固醇,这样胆固醇就留在细胞内,变成"泡沫"细胞。因此,低密度脂蛋白能够进入动脉壁细胞,并带入胆固醇。故低密度脂蛋白水平过高能致动脉粥样硬化,使个体处于易患冠心病的危险中。

高密度脂蛋白:是一种独特的脂蛋白,具有明确的抗动脉粥样硬化的作用,可以将动脉粥样硬化血管壁内的胆固醇"吸出",并运输到肝脏进行代谢清除。因此,高密度脂蛋白具有"抗动脉粥样硬化性脂蛋白"的美称。

植物固醇:是存在于植物食品中的植物甾醇类,由于结构中的侧链过长,机体对植物固醇类的吸收能力很低。

植物固醇具有降低人和动物血清胆固醇的作用,并在降低总胆固醇和低密度脂蛋白时对高密度脂蛋白和甘油三酯无影响。

植物固醇最主要的来源是植物油、种子和坚果类食品。

2. 脂类的生理功能

（1）提供热能

人体能直接利用脂肪作为能量来源,1 克脂肪在体内彻底氧化可放出 38.91 千焦耳的能量,脂肪释放的能量是同样质量的蛋白质或碳水化合物的 2.25 倍左右。

同时脂肪又是极好的能量储备形式,膳食中碳水化合物、蛋白质或脂肪产生的全部过剩能量,以甘油三酯的形式储藏在人体脂肪的细胞内,这是人类在进化过程中选择脂肪作为自身能量储备形式的重要原因,糖原对能量的储存是有限的,但脂肪的储存几乎是无限的。

(2)保护肌体维持体温

体内储存脂肪不仅可作为能量的储备在需要时动用,而且能起到保护肌体和内脏器官的作用。它们如同软垫,可使内脏器官免受撞击和震动的损伤。脂肪是热的不良导体,可阻止身体表面的散热,对保持人体的正常体温十分重要。

(3)调节生理功能

人体生长需要亚油酸,受伤组织的修复也需要亚油酸。必需脂肪酸对类脂质胆固醇的代谢有密切关系,胆固醇与必需脂肪酸结合时才能在体内转运,进行正常代谢。如果缺乏必需脂肪酸,胆固醇将与饱和脂肪酸结合,以致不能在体内进行正常代谢,并可能在体内沉积。

当体内缺乏必需脂肪酸时,皮肤细胞对水的通透性增加,毛细血管的脆性和通透性增高,皮肤出现由水代谢严重紊乱引起的湿疹病变。必需脂肪酸对于 X 射线引起的一些皮肤损害有保护作用,还可促进维生素的吸收。

(4)美味和饱腹感

食品是否适口并具有美味要看是否有香味。而脂肪与其他营养素结合,它吸收和保留了食品中的香味,进一步增加了食物的美味。脂肪可以推迟胃的排空,产生饱腹感。

(5)增加维生素的吸收

维生素 A、维生素 D、维生素 E、维生素 K 不溶于水而溶于脂肪,这些维生素在调节生理代谢方面都有重要意义。当人摄取脂肪时,食物中的脂溶性维生素也一起被吸收,膳食中缺乏脂肪来源时,同时会造成脂溶性维生素缺乏,因此,脂肪的膳食设计要与脂溶性维生素的供给相联系。

3. 脂类的食物来源

动物性食物如猪、牛、羊肉含有大量脂肪,禽类、乳类及鱼类脂肪含量稍低,蛋黄中脂肪含量极高。畜类的脂肪中含饱和脂肪酸较高。鱼类及水产品的脂肪中含有丰富的 DHA、EPA 等多种不饱和脂肪酸,对于补脑、防止视力退化、防止心血管疾病都有很好的功效。

植物性的油料作物及坚果类食物,如大豆、芝麻、花生、菜籽、葵花籽、松子、榛子中的脂肪含量在20%～60%。植物油中含较多的不饱和脂肪酸,是人体必需脂肪酸的良好来源。

尽管所有人都知道肥胖有害健康,但是并不是所有脂肪都是一样的,那些堆积在我们大腿和臀部的脂肪并不会要我们的命,尽管它们导致我们外形难看、行动笨拙。但是有一种脂肪被称为内脏脂肪,它堆积在我们体内的内脏器官上,这些脂肪会释放出很多有害分子,增加病变几率、加速死亡。科学家称,这些内脏脂肪才是真正的"邪恶杀手"。和全身其他地方的脂肪不一样,腹部脂肪,或者说是内脏脂肪对人体造成最致命威胁,也就是说,腹部特别肥胖的人,其身体状态比那些全身肥胖、圆滚滚的人还要糟糕很多。

内脏脂肪最大的危害在于降低了身体对于胰岛素的敏感度,后者是一种帮助血糖进入人体细胞的荷尔蒙。生物学家目前将人体的很多病变和异常与内脏脂肪联系在一起,首屈一指的就是高血压和高血脂、高血糖以及血糖在短时间内的快速上升。但是,对于这种脂肪的邪恶本质,很多人还不了解。根据世界心脏联合会的统计,在医疗事业相对发达的美国,46%的人内脏脂肪过剩,而超过这个比例的人不知道其危害性;另外绝大多数医生在为病人体检的时候不测量腰围,这其实是检测内脏脂肪是否过多的最简单、最直接的方法。

内脏脂肪藏在肚皮的深处,包裹着我们重要的内脏器官,例如肝脏、心脏、肾脏和肠,同时也会像围裙一样围在胃的下端,被称为胃网膜;有时也围在肠的下端,被称为肠网膜。对于那些非常苗条的人,内脏脂肪很薄,几乎是透明的,但是对于腹部肥胖的人来说,内脏脂肪可能有数厘米厚,而且相当硬。

此外,人体还有另外一种脂肪,就是那些存在于腹壁之外、皮肤以下的脂肪,被称为皮下脂肪。皮下脂肪很柔软,没有固定形状,我们用手就能摸到。皮下脂肪分为两种,深层的皮下脂肪和内脏脂肪一样,被认为是有害的,表层的皮下脂肪是年龄渐长的女性最讨厌的,它是让她们逐渐变成梨形体形的罪魁祸首,然而这些脂肪对健康恰恰是有益的。皮下脂肪除了在腹部存在外,在其他地方也存在,例如髋部、臀部、大腿和手臂内侧,这些脂肪被医生们称为"好的脂肪"。

从新陈代谢的角度说,皮下脂肪相对内脏脂肪更不活跃,其主要作用是储存大量脂肪细胞,使之不要转化成内脏脂肪。男性和女性相比,在臀部和大腿上的皮下脂肪少得多,结果是他们的内脏脂肪是女性的两倍,这就是啤酒肚的来源。女性通常只有在更年期后才会逐渐积累内脏脂肪。很多肥胖者的肚子摸上去很硬而非柔软,那往往是因为内脏脂肪已经太多,挤压着腹部肌肉,这绝对是个危险信号。啤酒肚多出现在男性身上,使得他们对胰岛素的敏感度也比女性低得多。

目前,男性肥胖被称为"苹果",而女性更年期后的肥胖被称为"梨"。营养学家认为,"苹果"不好,而"梨"是好的。

内脏脂肪和皮下脂肪好像是两个独立器官,各自有不同功能。正因为这样,吸脂手术的结果很多时候并不令人满意。例如医生在手术中吸出病人腹部接近10公斤脂肪,但是病人对胰岛素的敏感度并没有提高,这说明吸出的脂肪多半是皮下脂肪而非内脏脂肪。在有的极端情况下,病人在吸脂后内脏脂肪短时间内又突然增加,看上去好像是皮下脂肪"接受到信息"转变成了内脏脂肪。两种脂肪之间无疑可以相互转换。

由于内脏脂肪都藏在器官内部,通过CT扫描或者核磁共振,可以知道身体内有多少内脏脂肪,不过通过测量腰围,则能有一个大概的估测,腰围数据和内脏脂肪多少的相关度极高,准确率达到97%以上。医生建议,女性的腰围应当在90厘米以下,男性应当在100厘米以下。在我国一些大城市里,肥胖人口的数量不断增加,在一些地方,6年间男女平均腰围的增量高于发达国家。

两种脂肪中,内脏脂肪更加活跃,所分泌的物质以及能激活的物质都是非常大量的。它们会分泌很多脂肪酸,那是脂肪被分解后的产物,通过主静脉和肝脏进入血管,这个现象直到最近才被确认为是降低人体对胰岛素的敏感度的主要原因。减肥是最有效的,哪怕仅减少很少的内脏脂肪也能大大降低健康风险。减肥的过程中,最先减掉的就是内脏脂肪,而减掉皮下脂肪相对要困难很多。另外就是要减少摄入反式脂肪。

食物中的脂肪可以分成4类:饱和脂肪、单不饱和脂肪、多不饱和脂肪和反式脂肪。反式脂肪是生产厂家在给植物油加氢的过程(通常称为氢化)中产生的,所以称为反式脂肪。

氢化后,食品中含有反式脂肪,可以延长食品的保质期,并且保持其食品风味长期不变。反式脂肪也可以使人体内的低密度脂蛋白(即俗称坏胆固醇)含量增高,从而使发生冠心病的危险大幅度增加。所有食物脂肪中,只有反式脂肪是有害的。研究人员曾喂两组猴子长达6年,一组喂食正常脂肪,一组仅喂食反式脂肪,结果后一组猴子不仅腰围个个肥大,而且对胰岛素的敏感度全部降低,其中不少患上了糖尿病。运动是减少内脏脂肪的重要手段,50岁之后的男女,如果每天能散步30分钟,就能抑制内脏脂肪的积累,如果每天散步或者慢跑的运动量多于30分钟,就能消耗体内的内脏脂肪。科学家们也在研究能否运用基因手段控制内脏脂肪的积累,使人体只有皮下脂肪而没有内脏脂肪。药物领域的研究也有一定的进展。

小知识:

烹饪中油脂即油脂,在烹饪操作中具有重要的作用。它可以作为传导加热介质;可以改善食物的感官性状;可以作为润滑剂;可以增加饱腹感。

四、维生素

维生素(vitamin)又名维他命,是维持人体生命活动必需的一类有机物质,也是保持人体健康的重要活性物质。

1. 维生素的特点

(1)维生素在体内不提供热能,一般也不是机体的组成部分。

(2)维生素的生理功能在于促进和调节新陈代谢,许多维生素是辅酶的组成部分,其功能与酶的作用联系在一起,另外,维生素还有其他特殊功用。

(3)维生素在体内需要量极少,通常以毫克,有的甚至以微克计,但是绝对不可缺少。

(4)维生素一般不能在体内合成,或合成量少,不能满足机体需要,需经常由食物供给。

(5)维生素或其前体在天然食物中都含有,但是没有一种天然食物含有人体所需的全部维生素。

2. 维生素的分类与命名

按维生素的溶解性能将其分为脂溶性维生素和水溶性维生素两大类。

脂溶性维生素主要有维生素 A、维生素 D、维生素 E、维生素 K,能在体内储存。

表 1-5　脂溶性维生素的命名

以字母命名	以化学结构命名	以功能命名
维生素 A	视黄醇	抗干眼病维生素
维生素 D	钙化醇	抗佝偻病维生素
维生素 E	生育酚	生育维生素
维生素 K	叶绿醌	止血(凝血)维生素

27

水溶性维生素主要包括 B 族维生素及维生素 C,不能在体内储存。

表 1-6　水溶性维生素的命名

以字母命名	以化学结构命名	以功能命名
维生素 B$_1$	硫胺素	抗神经炎、抗脚气病维生素
维生素 B$_2$	核黄素	—
维生素 B$_5$	烟酸、尼克酸	抗癞皮病维生素
维生素 B$_6$	吡哆醇	抗皮炎维生素
维生素 B$_{11}$	叶酸	—
维生素 B$_{12}$	氰钴素、钴胺素	抗恶性贫血维生素
维生素 H	生物素	—
维生素 C	抗坏血酸	抗坏血病维生素

3. 维生素 A

(1)特性:维生素 A 对光、氧不稳定,对热、酸、碱较稳定。植物性食物中的胡萝卜素可在体内转化成维生素 A,并具有维生素 A 的生物活性,所以胡萝卜素被称为维生素 A 原。

(2)生理功能

① 促进生长发育

② 参与眼球内视紫质的合成或再生,维持正常视觉

③ 维持上皮组织的完整和健康

④ 增强抗病力

(3)食物来源

维生素 A 的最好来源是动物肝脏、鱼肝油、奶类、蛋类等,植物食物只能提供类胡萝卜素,良好来源是深色蔬菜与水果,如:西兰花、菠菜、胡萝卜、辣椒、红心红薯、柿子。

表 1-7　常见含维生素 A 较丰富的食物

mg/100g

食物名称	维生素 A 含量	食物名称	维生素 A 含量
猪肝	4972	鸡蛋黄	438

续表

食物名称	维生素 A 含量	食物名称	维生素 A 含量
牛肝	20220	鸭蛋	261
羊肝	20972	咸鸭蛋（熟）	134
鸡肝	10414	牛奶粉（全脂）	141
河蟹	389	白脱（牛油、黄油）	534
鸭肝	1040	鸡蛋粉（全）	525
鸡蛋（白皮）	310	奶油（哈尔滨）	1042
鸡蛋（红皮）	194	鹅（安徽合肥）	6100

（4）缺乏与过量

维生素A的缺乏发生率相当高,在非洲和亚洲的许多发展中国家的部分地区呈地方性流行。婴儿和儿童缺乏维生素A的发生率远高于成人,重要的临床表现是毕脱氏斑:贴近角膜两侧和结膜外侧因干燥出现皱褶,角膜上皮堆积,形成大小不等的形状似泡沫的白斑。

① 维生素A缺乏的最初症状是暗适应力下降,严重者可致夜盲症,进一步发展可引起干眼症及失明。

② 上皮干燥、增生及角化,毛囊角化、皮脂腺及汗腺角化。食欲下降,免疫力低,儿童生长发育迟缓。

③ 维生素 A 过量会引起急性、慢性及致畸毒性。多发生在一次或连续多次摄入维生素 A,成人摄入量为 RNI 的 100 倍以上,症状为恶心、呕吐、头痛、视觉模糊,一旦停止服用,症状可缓解。剂量更大时可致命。慢性中毒比急性的常见,绝大多数为过多摄入维生素 A 浓缩剂引起,可导致脱发、肝大、复视、昏迷。

4. 维生素 D

（1）特性:维生素 D 化学性质稳定,在中性和碱性溶液中耐热,不易氧化,但在酸性溶液中则逐渐分解。

（2）生理功能

① 维持钙、磷的正常代谢,促进二者的吸收利用

② 促进牙齿和骨骼的正常生长

（3）食物来源

维生素 D 的最好来源是海水鱼（如沙丁鱼等）、动物肝脏、蛋黄、奶油及鱼肝油制剂等，人奶和牛奶中含量少。

（4）缺乏与过量

V_D 缺乏时，儿童易患佝偻病，成人会出现骨质软化症，老年人则患骨质疏松。易形成龋齿，严重时因血钙降低引起手足抽搐。但摄入过多造成血钙过高，血管及其他器官的非必需钙化，长期过量会引起中毒。

5. 维生素 E

（1）特性：维生素 E 在酸性条件下较稳定，无氧时对热稳定，能被紫外线、碱、氧破坏。

（2）生理功能

维生素 E 的生理功能包括阻止不饱和脂肪酸的氧化，使细胞免受损害，如抑制肿瘤发生；抗衰老美容，促进肌肉正常生长发育；有治疗贫血作用；与硒一起清除自由基，延缓衰老。

（3）食物来源

维生素 E 的最好来源是动植物组织，如麦胚油、棉籽油、玉米油和各种坚果类，同时还存在奶油、鱼肝油及肉、蛋中。

（4）缺乏与过量

由于它能在人体肠道内由肠道菌合成，一般情况下人体不会缺乏。其毒性很小，大剂量可能造成中毒，出现视觉模糊、肌无力、恶心等，补充维生素 E，每天不应超过 400mg。

6. 维生素 K

（1）特性：维生素 K 耐热，在湿、氧环境中稳定，易被光和碱破坏。

（2）生理功能

能促进血液凝固，医学上常作为止血剂使用。

（3）食物来源

维生素 K 的最好来源是绿叶蔬菜、水果、肉类、肝、乳、蛋黄；肠道细菌可合成。

（4）缺乏与过量

V_K 缺乏时，会发生凝血功能障碍；V_K 摄取过多会破坏肝、肾的功能，产生皮肤发痒、黄疸、呕吐、贫血等症状。

7. 维生素 B_1

（1）特性：维生素 B_1 是人类发现最早的维生素之一，易溶于水，水洗或加热时易分解。在酸环境下耐热，不易被氧化，但在碱性环境下加热时可迅速分解破坏；在有亚硫酸盐存在时也可迅速分解破坏,在保存谷物、豆类食物时不宜用亚硫酸盐作为防腐剂。某些食物,如鱼类等含硫胺素酶,生吃鱼类时可在此酶的作用下使硫胺素(即维生素 B_1)失活。

（2）生理功能

① 促进糖类代谢,提高对糖的利用

② 预防神经炎和脚气病

③ 增进食欲,促进生长发育

④ 预防心脏肿大

⑤ 防止糖代谢产物丙酮酸中毒

（3）食物来源

维生素 B_1 来源广泛,其良好来源是动物内脏和瘦肉,全谷、豆类和坚果。但过度加工的米、面会使硫胺素大量丢失。一般温度下食物硫胺素损失不多,高温烹饪时损失可达 $10\% \sim 20\%$。

（4）缺乏与过量

如果长期大量食用精米精面,同时缺乏其他富含硫胺素食物补充,易造成硫胺素缺乏,谷类食物加工中加入过量的碱会造成硫胺素的大量破坏。硫胺素缺乏又称脚气病,主要损害神经血管系统,多发生在以精白米面为主食地区。我国南方脚气病发病率较高,是由于以大米为主食,米中硫胺素含量比杂粮少,大米碾磨精度高,气候潮湿。临床上分为:

湿型脚气病:以水肿和心脏症状为主,心悸、气短、心动过速。

干型脚气病:多发性周围神经炎,指端麻木、肌肉酸痛。

混合型脚气:既有心肌炎又有心力衰竭和水肿。

婴儿脚气病:2～5月的婴儿,食欲不振,呕吐、呼吸困难、心脏扩大、心力衰竭。

硫胺素过量很少见,超过 100 倍 RNI 剂量可出现头痛、心律失常。

长期酗酒可导致脑型脚气病。

8. 维生素 B_2

（1）特性:维生素 B_2 为黄色粉末状结晶,水溶性较低,味苦,在酸性、中性溶液中对热稳定,在碱性环境中易于分解破坏。食物中的核黄素(即维生素 B_2)以游离型和结合型存在,游离核黄素对紫外光高度敏感,而结合型状态较稳定。食物中核黄素大多与磷酸及蛋白质形成复合物,在食物加工中稳定。

（2）生理功能

① 是脱氢辅酶的主要成分,为活细胞的氧化作用所必需

② 促进生长发育

③ 预防唇、舌炎等症

（3）食物来源

维生素 B_2 的最好来源是动物性食物，以肝、肾、心脏、蛋黄、乳类为丰富。植物性食物则绿叶蔬菜类及豆类含量较多。

（4）缺乏与过量

典型缺乏症有口腔生殖综合征之称，主要表现为：口角炎、唇炎、舌炎、睑缘炎、结膜炎、脂溢性皮炎、阴囊皮炎等。

9. 维生素 B_5

（1）特性：维生素 B_5（烟酸）在体内以烟酰胺形式存在，具有相同的生理特性。烟酸对酸、碱、光、热稳定，易溶于水和乙醇，一般烹调损失较小。

（2）生理功能

① 在碳水化合物、脂肪和蛋白质的能量释放上起重要作用，是氧化还原反应的递氢者，是氢的供体或受体。

② 维持皮肤和神经健康，预防癞皮病

③ 促进消化系统的功能

（3）食物来源

植物食品中以烟酸形式存在，坚果中含量丰富。

动物食品中以烟酰胺形式存在于肝、肾及鱼肉中。

烟酸除直接从食物中摄取外，还可由体内色氨酸转化而来。

（4）缺乏与过量

当烟酸缺乏时，体内辅酶Ⅰ和辅酶Ⅱ合成困难，某些生理合成障碍，出现癞皮病。典型症状为"三 D"症：皮炎、腹泻、痴呆。患处皮肤呈日晒斑样改变，为红棕色、脱屑、色素沉着。消化道症状为食欲减退、消化不良、腹泻，口腔黏膜、舌部糜烂，精神症状为忧郁、记忆力消退、痴呆、狂躁等。

过量摄取烟酸会导致皮肤发红、眼部不适、恶心、呕吐等。

10. 维生素 B_6

（1）特性：维生素 B_6 易溶于水与乙醇，在酸性溶液耐热，在碱性溶液中不耐热，并对光敏感。

（2）生理功能

① 是机体内多种重要酶系统的辅酶。参与氨基酸的代谢。

② 参与脂肪的代谢,与 V_C 协同参与不饱和脂肪酸代谢。体内缺乏时,不饱和脂肪酸生成减少,血中游离胆固醇及脂类增多。促进体内抗体的形成。

③ 参与造血及调节神经中枢系统。

(3)食物来源

维生素 B_6 的最好来源是谷类、肉类、肝脏、蛋黄、酵母。人体肠道菌可合成。

(4)缺乏与过量

维生素 B_6 的缺乏通常与其他维生素 B 的缺乏同时存在,可导致眼、鼻及口腔周围脂溢性皮炎,并向其他地方扩展。

神经症状:抑郁及神经错乱。

免疫力受损;对儿童的影响较成人严重。

除摄入不足外,某些药物与 PLP 结合成复合物,导致缺乏。

维生素 B_6 毒性低,食物中不会过量,补充剂中的高剂量可以引起中毒,导致神经中毒和光敏感反应。

11. 维生素 B_{11}

(1)特性:维生素 B_{11} 是含有蝶谷氨酸结构的一类化合物的统称,因最初从菠菜叶中分离出来而得名。不溶于冷水,其钠盐易溶于水,在酸性溶液中对热不稳定,易被酸破坏,在中性和碱性环境中稳定。食物中的维生素 C 对叶酸(即维生素 B_{11})有保护作用。

(2)生理功能

在体内的活性形式为四氢叶酸,在体内许多重要的生物合成中作为一碳基团的载体参与代谢。参与嘌呤、嘧啶核苷酸的合成,在细胞分裂和增殖中发挥作用,促进苯丙氨酸、酪氨酸、组氨酸与谷氨酸等的转化,是许多微生物和生物生长的必需。

(3)食物来源

维生素 B_{11} 的最好来源是植物性食物,其良好来源为肝、肾、绿叶蔬菜、土豆、豆类和麦胚等。

(4)缺乏与过量

① 缺乏症为巨幼红细胞贫血,红细胞发育障碍。

② 叶酸缺乏可使同型半胱氨酸向蛋氨酸转化出现障碍,进而导致同型半胱氨酸血症。可能是动脉粥样硬化及心血管疾病的重要致病因素之一。

③ 同型半胱氨酸还具有胚胎毒性,患同型半胱氨酸血症的母亲所生子女中神经管畸

形的发生率明显较高,主要表现在脊柱裂和无脑畸形等中枢神经发育异常。

④ 某些癌症如结肠癌、前列腺癌、宫颈癌与叶酸的摄入量不足有关,叶酸摄入不足的女性结肠癌发病率是正常人的5倍。

⑤ 叶酸大剂量的服用可产生毒副作用,导致锌的吸收缺乏,胎儿发育迟缓,合并维生素 B_{12} 缺乏的巨幼红细胞贫血。

12. 维生素 B_{12}

(1)特性:维生素 B_{12} 为红色结晶体,是结构最复杂的维生素,在中性或较弱酸性溶液中较稳定,易被强酸、强碱、日光、氧破坏。

(2)生理功能

维生素 B_{12} 以两种辅酶的形式发挥生理作用,缺乏时不利于蛋氨酸的生成,并造成同型半胱氨酸堆集,从而形成高同型半胱氨酸血症,并影响嘌呤和嘧啶的合成,导致核酸的合成障碍,影响细胞的分裂,产生巨幼红细胞贫血症。

(3)食物来源

膳食中维生素 B_{12} 来源于肉类、动物内脏、鱼、禽及蛋类,乳制品含量很少,植物食品中几乎不含有维生素 B_{12}。

(4)缺乏与过量

维生素 B_{12} 缺乏通常易患恶性贫血、骨髓变性、神经和周围神经退化,舌、口腔、消化道黏膜发炎等。

13. 维生素 H

(1)特性:维生素 H 能溶于热水、乙醇,不溶于有机溶剂,对热稳定,一般烹饪损失不大,强碱、酸、氧化剂和紫外线可使其破坏。

(2)生理功能

促进脂类代谢,预防皮肤病。

(3)食物来源

维生素 H 的最好来源是牛肝、猪肝、猪肾、鸡肉、羊肉、蛋黄、牛奶、水果、糙米、小麦胚芽、啤酒酵母、酵母菌。

(4)缺乏与过量

一般不会缺乏,生物素(即维生素 H)的缺乏有两种原因:生吃鸡蛋;服用过多抗生素,肠道内细菌被抑制,不能合成生物素。

由于母乳中生物素含量很少,哺乳期的婴儿可能缺乏生物素。

缺乏的表现:口腔周围皮炎、结膜炎、皮肤干燥、疲劳、肌肉痛,头发稀少、发色变浅,眉毛、睫毛、头发脱落。

磺胺类抗菌消炎药可抑制肠道细菌合成生物素。生物素毒性很低,至今未见生物素毒性反应的报道。

14. 维生素 C

(1)特性:维生素 C 能溶于乙醇,极易被氧化,在酸性环境中较稳定,在碱、铜、铁存在的条件下极易被破坏,加热过程中大部分损失。

(2)生理功能

① 参与细胞间质的生成,维持牙齿、骨骼、血管、肌肉的正常生理功能

② 能增加机体抗体的形成,增强对疾病的抵抗力,促进伤口的愈合

③ 能阻断致癌物质生成,对预防癌症有良好的作用

④ 能降低血清胆固醇的水平,防止和减缓动脉粥样硬化

⑤ 能促进肠道内铁的吸收,有利于治疗缺铁性贫血

(3)食物来源

维生素 C 的最好来源是新鲜的蔬菜与水果。叶类蔬菜比根茎类多,酸味水果比无酸味水果多,猕猴桃、苜蓿、酸枣、辣椒、菜花中含量较高,苹果和梨中含量较低。

表1-8　富含维生素 C 的食物

mg/100g

食物名称	维生素 C 含量	食物名称	维生素 C 含量
小白菜(上海)	40	柠檬	40
大白菜(北京)	46	豌豆苗(北京)	53
苋菜	48	冬菜(四川)	55
青菜	86	桂圆(广西)	60
芥蓝	90	柚子(广西)	123
辣椒(北京)	185	鲜枣(北京)	540

(4)缺乏与过量

缺乏维生素 C 时,人体会感到全身乏力、食欲减退,逐渐出现牙龈萎缩、浮肿、出血的症状。而由于血管脆性增加,全身将出现血点,人体轻微的损伤就可以引起皮下出现大

块青肿,严重时会引起体内大量出血而死亡。如果人体严重缺乏维生素 C,则会患坏血病。

毒性很低,一次口服过大时可能出现腹泻症状,长期摄入过高而饮水较少的话,有增加尿路结石的危险。

五、矿物质

1. 概述

矿物质又称无机盐或灰分,是指食物中除碳、氢、氧、氮以外的其他各种元素。其中有些矿物质是维持人体正常生理功能必需的,因此必须不断从膳食中获取。

2. 矿物质的分类

常量元素:体内的元素其含量大于体重 0.01% 者为常量元素;人体内含量较多的矿物质有钙、镁、钾、钠、磷、氯、硫等 7 种。

微量元素:体内的元素其含量小于体重 0.01% 者为微量元素;目前已知人体必需的微量元素有铁、碘、锌、铜、硒、锰、氟、钼、钴、铬、镍、锡、钒和硅等 14 种。

3. 钙

钙是人体内最重要的元素之一,在体内的含量也居各种无机盐之首,占人体总重的 2%,但也是人体最容易缺乏的矿物质之一。

(1)生理功能

钙是构成骨骼和牙齿的主要成分。体内 99% 的钙存在于骨骼和牙齿等硬组织中。胎儿或儿童体内缺钙会引起生长发育迟缓,骨骼和牙齿质量差,骨骼和牙齿畸形等。老年人缺钙易患骨质疏松症等。缺钙所引起的疾病主要为佝偻病、骨质疏松以及高钙血症和手足抽搐等。钙对体内多种酶有激活作用,钙还参与血凝过程和抑制毒物(如铅)的吸收。

(2)食物来源

钙的食物来源以奶和奶制品最好,每 100 克奶中含约 120 毫克钙,奶和奶制品钙含量不但丰富,而且吸收率高。虾米、虾皮和鸡蛋也是钙的良好来源。蛋中的钙主要存在于蛋黄中。大豆加工成豆腐时使用盐,可以增加钙、镁等无机盐的含量。绿叶蔬菜也是钙的重要来源。此外,在食品中加入骨粉或蛋壳粉也是吸收钙的好方法。

表 1 - 9 常见食物中钙的含量

mg/100g

食物名称	钙含量	食物名称	钙含量
牛奶	104	花生仁	284
干酪	799	油菜	108
蛋黄	112	海带(干)	348
大米	13	紫菜	264
标准粉	31	虾皮	991
猪肉(瘦)	6	豆腐	164
牛肉(瘦)	9	大白菜	45
羊肉(瘦)	9	大豆	191
鸡肉	9	枣	80

（3）缺乏与过量

由于我国传统的粮菜型膳食的结构特点，导致我国多数居民易出现钙缺乏病。钙缺乏症是一种常见的营养素缺乏病，不同年龄的人有不同的表现。婴幼儿钙缺乏会影响骨骼的生长发育，如出现"X"形腿、"O"形腿、"鸡胸"或"方头颅"等症状。妇女及老人钙缺乏会引起骨质疏松，以腰酸背痛、脚后跟痛为主要症状，还容易出现骨折。

4. 镁

正常人体内含镁 20~28g，其中 60%~65% 存在于骨骼，27% 存在于肌肉、肝、心、胰等软组织中。镁主要分布在细胞内，细胞外液含镁量不超过 1%。

（1）生理功能

① 多种酶的激活剂：参与体内 300 多种酶促反应，可激活磷酸转移酶和水解肽酶系的活性，对葡萄糖、脂肪、蛋白质、核酸的生物合成起重要调节作用。

② 调节钾、钙在细胞内外的正常浓度。

③ 促进骨骼的生长和神经肌肉的兴奋性：镁是骨细胞结构和功能所必需的元素，有维持和促使骨骼生长的作用，镁浓度下降时，会引起甲状旁腺功能低下，引起低血钙。镁和钙有拮抗作用，能与某些酶竞争结合，由镁引起的中枢神经传导阻滞可被钙拮抗。

④ 促进肠胃道功能：硫酸镁溶液可使括约肌松弛，促使胆囊排空，有利胆作用。碱性

镁盐能中和胃酸。镁离子在肠道中吸收缓慢,促进水分滞留,有导泻作用。

⑤ 对激素的调节作用:血浆镁的浓度增加时抑制 PTH 的分泌,浓度下降则刺激甲状旁腺兴奋,使镁从组织转移至血中。

(2)食物来源

绿叶蔬菜、大麦、黑米、荞麦、麸皮、苋菜、木耳、香菇等食物含镁丰富,糙粮、坚果也有丰富的镁,肉类、淀粉、奶类食物含镁中等,硬水中含有较高的镁盐。

(3)缺乏与过量

饥饿、蛋白质和能量营养不良等均可引起镁的摄入不足,肠道感染、肾病、慢性酒精中毒可造成机体镁的不足。镁缺乏可引起肌肉、神经兴奋性亢进,如肌肉震颤、手足抽搐等。

一般不会发生镁中毒,但肾功能不全、大量服用镁制剂、糖尿病酮症可引起镁中毒,出现腹泻、恶心、肠胃痉挛、嗜睡、肌肉无力等临床症状。

5. 铁

成人体内含铁总量 4~5 克,主要存在于血红蛋白和肌红蛋白中。人体内的铁都与蛋白质结合,没有游离的铁离子,这是生物体中铁不同于其他矿物质元素的一个特征。由于铁在食物中吸收率不高,因此容易缺铁而引起缺铁性贫血。

(1)生理功能

铁在体内的主要功能是与血红蛋白、肌红蛋白相结合,形成红血球,并存在于过氧化氢酶、细胞色素酶中,参与组织中氧气、二氧化碳的转运和交换过程,清除体内的过氧化氢,有利于机体健康。如果机体内铁的携氧能力被阻断或铁的数量不足,将造成缺铁性贫血。缺铁性贫血是世界性问题。铁参与过氧化物酶的组织呼吸过程,促进生物氧化还原的进行。

(2)食物来源

肝脏、肾脏、蛋黄为铁的良好来源,豆类和一些蔬菜里也含有丰富的铁,但奶类的含量较少。使用铁锅炒菜是铁的一个很好来源。易于缺铁的婴幼儿、贫血病人在选择食物时,应该首先选择动物的心、肝、肾、内脏和血等。蛋类虽然含铁较高,但蛋中含有植酸盐、植酸蛋白等,因此与植物食品中的铁一样,吸收利用不好。

表 1 - 10　常见食物中铁的含量

mg/100g

食物名称	钙含量	食物名称	钙含量
黑木耳(干)	97.4	干红枣	1.6
虾米	11	大豆	8.2
猪肝	22.6	芝麻酱	58
鸡蛋	2.0	桂圆	44
带鱼	1.2	胡萝卜	0.6
猪肉(瘦)	3.0	玉米(鲜)	1.1
芹菜	0.8	大白菜	4.4
菠菜	2.5	红小豆	7.4
绿豆	6.5	核桃仁	3.5

（3）缺乏与过量

当体内缺铁时,铁损耗可分三个阶段,即铁减少期、红细胞生成缺铁期和缺铁性贫血期。铁缺乏对人体的影响:工作效率降低、学习能力下降、冷漠呆板、头晕、气短乏力、脸色苍白;儿童表现为易烦躁,抗感染能力下降。

6. 碘

碘在人体内含量极少,是一种必需的微量元素。健康的成人体内含碘 20 ～ 50 毫克,其中 20% 存在于甲状腺内,其余的碘存在于血浆、肌肉、肾上腺和中枢神经系统、胸腺等组织中。

（1）生理功能

碘是甲状腺的主要成分。缺乏碘可以使甲状腺素分泌减少,新陈代谢率下降。幼儿缺乏时,影响生长发育,思维比较迟钝;成年缺乏时,则皮肤干燥、毛发脱落、性情失常,并促使脑垂体促甲状腺激素分泌增加,甲状腺由于不断地受到促甲状腺激素的刺激,使甲状腺组织代偿性增生,出现甲状腺肿大。孕妇缺碘会使胎儿生长迟缓,造成智力低下或痴呆,甚至发生克汀病(呆小症)。

（2）食物来源

碘的最好来源为海产品食物。海洋中的海带、紫菜和海产鱼、虾、蟹以及海盐均含有丰富的碘。采用食盐加碘,或将碘加入食油制成碘化油或在面包、饮用水中强化碘等,都能起到预防缺碘作用。

（3）缺乏与过量

碘缺乏可引起甲状腺肿大。碘缺乏多由于环境（地方性甲状腺肿）、食物缺碘造成,如十字花科植物中的萝卜、甘蓝、花菜中的 β－硫代葡萄糖苷等可干扰对碘的吸收利用。由于缺碘造成甲状腺素合成分泌不足,导致甲状腺组织代偿性增生而发生甲状腺体肿大。孕妇严重缺碘可殃及胎儿发育,使新生儿生长损伤,产生呆小病。采用碘化食盐（也有采用碘化油）方法,可以预防碘缺乏,我国已取得良好效果。

长期高碘摄入可导致高碘性甲状腺肿,山东、河北等部分地区居民曾因饮用深井高碘水或食用高碘食物（腌海带的盐）造成高碘甲状腺肿,这只要限制高碘食物即可防治。

7. 锌

锌主要存在于眼、毛皮、骨骼、男性生殖器官等组织中。成人体内的含锌量大约为2.5克,却对人体有着极其重要的生理作用。

（1）生理功能

① 是金属酶的组成成分或酶的激活剂:体内有200多种含锌酶（超氧化物歧化酶、碱性磷酸酶等）,这些酶在参与组织呼吸、能量代谢及抗氧化过程中发挥重要作用。是维持RNA多聚酶、DNA多聚酶等活性的微量元素。

② 促进生长发育与组织再生:锌参与蛋白质的合成,细胞生长、分裂和分化等过程。锌参与促进黄体激素、促性腺激素等有关内分泌激素代谢,对胎儿生长发育、促进性器官和性机能发育均具有重要作用。

③ 促进机体免疫功能:控制周围血单核细胞合成干扰素－γ、白细胞介素－1、白细胞介素－6、肿瘤坏死因子－α 等免疫调节因子的分泌和产生。

④ 维持细胞膜结构:锌可与细胞膜上各种基团、受体等作用,增强膜稳定性和抗氧自由基能力。

⑤ 增强食欲:锌与唾液蛋白结合成味觉素可增进食欲。还对皮肤和视力有保护作用。

（2）食物来源

锌普遍存在于各种食物中。动物性食物含锌丰富而且吸收率高。每千克牡蛎和鲱鱼的含锌量在1000毫克以上。肉类、肝脏、蛋类含锌量在20~50 mg。含锌量较高的食物还有麦麸、调味品、花生、爆玉米花、豆类、全麦制品、禽类、鱼、香肠等。

（3）缺乏与过量

长期食物不足、机体吸收减少或需要量增加,易引起锌的缺乏,导致食欲减退或偏食、生长发育停止或生长迟缓、皮肤创伤不易愈合、易感染、性成熟延迟或功能不全等。

盲目过量补锌或食用因镀锌罐头污染的食物可引起锌过量或中毒。锌过量常可引起铜、铁和其他微量元素的继发性缺乏,使机体的免疫功能下降。成人 2g 以上的锌可以引起中毒。

8.铜

铜在人体内约为 100 ~ 150 毫克,其中 50% ~ 70% 分布于肌肉和骨骼,20% 在肝脏,其余在血液。体内各组织器官中,以肝、肾、心和脑中浓度最高。

（1）生理功能

① 维持正常的造血功能:铜蓝蛋白在肝脏合成后对生成运铁蛋白、促进铁的吸收和转运有重要作用,缺铜可引起缺铁性贫血。

② 促进皮肤、血管的健康:参与赖氨酰氧化酶的作用而形成醛赖氨酸,有利于胶原的合成。

③ 抗氧化作用:铜是超氧化物歧化酶的成分。它们催化超阳离子成为氧和过氧化氢,从而保护活细胞免受毒性很强的超氧离子的毒害。

（2）食物来源

中国营养学会推荐铜的 RNI 值为成人 2.0 毫克。含铜丰富的食物有肝、肾、鱼、坚果与干豆类,牡蛎含量特别高。

（3）缺乏与过量

在某些情况下如长期完全肠外营养、消化系统功能失调、早产儿可能发生铜缺乏,主要表现为皮肤、毛发脱色,精神性运动障碍、骨质疏松等。铜缺乏会引起贫血、白细胞减少、血浆蓝铜蛋白下降、骨质疏松、厌食、肝脾肿大等。

过量的铜摄入可致急性、慢性中毒,多为饮用与铜容器接触的酸性饮料或误食,引起恶心、呕吐、上腹疼痛、腹泻以及头痛、眩晕等。

9.硒

硒在人体中总量为 14 ~ 20mg,广泛分布于组织和器官中。

我国学者首先提出克山病与缺硒的关系。克山病（KD）,亦称地方性心肌病（ECD）,于 1935 年在我国黑龙江省克山县发现,因而命名克山病,主要病变是心肌实质变性,坏死和纤维化交织在一起,心脏扩张,光镜下可见心肌变性坏死。克山病是一种流行于荒僻的山岳、高原及草原地带的以心肌病为主的疾病。

（1）生理功能

① 抗氧化功能：硒是谷胱甘肽过氧化物酶的重要组成成分，谷胱甘肽过氧化物酶具有抗氧化功能，可清除体内脂质过氧化物，阻断活性氧和自由基对机体的损伤作用，从而保护生物膜免受损害，维持细胞正常功能。

② 保护心血管、维护心肌的健康：在我国以心肌损害为特征的克山病，缺硒是一个重要因素。硒的缺乏引起脂质过氧化反应增强，导致心肌纤维坏死，毛细血管损伤，高硒地区人群的心血管病发病率较低。

③ 增强免疫功能：硒能使淋巴细胞等的活性增强，有抗肿瘤的作用。

④ 具有对有毒重金属的解毒能力：硒与金属有很强亲和力，在体内硒与汞、镉和铅等结合形成金属硒—蛋白复合物而解毒，并使金属排出体外。

（2）食物来源

动物性食品肝、肾、肉类及海产品是硒的良好来源。

（3）缺乏与过量

硒缺乏已被证实是发生克山病的重要原因。流行病学调查，克山病分布于我国14个省、自治区的贫困地区，大多发生在山区和丘陵，易感人群为儿童和妇女，出现心肌凝固坏死、心功能不全和心律失常、心力衰竭，死亡率85%。大骨节病也是缺硒的原因之一。

我国某些地区水土中含硒量较高，使植物中有大量的硒。过量的硒引起中毒，主要表现为头发变干、变脆、易断裂及脱落，神经系统异常，肢端麻木等。

10. 锰

人体内锰总量 $200 \sim 400 \mu mol$。肝、胰、血清、视网膜和骨骼中的锰含量较高。

（1）生理功能

① 酶的组成成分或激活剂：锰是精氨酸酶、丙酮酸酶和 Mn - SOD 的组成成分，也是羧化酶、转化酶、脱羧酶的激活剂，DNA、RNA 合成的必需物质。

② 维持骨骼正常发育：锰的缺乏使聚合酶和糖苷转移酶活性降低，影响黏多糖的合成，导致生长停滞、骨骼畸形。

③ 促进糖和脂肪代谢及抗氧化功能：参与体内脂类、碳水化合物的代谢。

动物实验表明，锰缺乏可致动物生长停滞、骨骼畸形、生殖功能紊乱，出现抽搐和运动失调等。

（2）锰的吸收与代谢

摄入体内的锰主要由小肠吸收,吸收率较低（2%~15%）。机体通过对锰的吸收率控制体内锰的含量。钙、磷浓度高可干扰锰的吸收。体内锰除少量被吸收外,90%由肠道排出。

（3）食物来源

含锰较多的食物为米糠、麦芽、糙米、麦麸、核桃、海参、茶叶、花生、土豆,而精制谷类、脂肪、鱼、肉、奶类中含量较少。

（4）缺乏与过量

体内的锰一般不会缺乏,过量则引起中枢神经系统损害及生殖内分泌系统紊乱。

11. 氟

正常人体含氟 2.6g,主要存在于骨骼和牙齿中,其他在毛发、指甲等中。体内含氟量与地球环境和膳食中的氟水平有关,高氟地区人群体内含氟量高于一般地区。

（1）生理功能

① 氟对维持骨骼和牙齿结构稳定性有重要作用,它可部分取代骨骼中羟磷灰石晶体中的羟离子而形成一种溶解度更低、晶体颗粒较大及更为稳定的氟磷灰石,成为骨盐的组成成分,适量的氟能促进骨的形成和增强骨质坚硬性。

② 氟也是牙齿的重要成分,可与牙釉质中羟磷灰石作用,在牙表面形成一层坚硬且具有抗酸性腐蚀的氟羟磷灰石晶体保护层,起到防龋齿的作用。

（2）食物来源

除茶叶、海鱼、海带、紫菜中含氟较高外,一般食物中含氟量较低,饮水是氟的主要来源,水中含氟量主要由地理环境中氟元素水平决定。

（3）缺乏与过量

尚未发现有确切的氟缺乏症,在低氟地区,龋齿病的发病率较高。

过量的氟引起中毒,高氟地区主要是慢性氟中毒,因长期摄入含氟量高的水引起。对骨的危害有氟骨病:关节疼痛、脊柱畸形、骨质疏松。对牙的危害:氟牙斑,牙齿失去光泽,出现黄色、棕褐色或黑色斑点,牙齿变脆,凹陷脱落。改善饮水是有效措施。

六、水

水是一种宏量营养素,广泛存在于自然界中。水是一切生物赖以生存的最基本物质;不同年龄、性别的人群,由于新陈代谢的速度不同,水占体重的比例也有很大差别。

水是人体重要的组成部分。新生儿体内水占体重的 75% ～80%，成年男子约为 60%，成年女子约为 50%。水与生命活动息息相关，人体若损失水分超过 10% 时，许多正常的生理作用就会受到严重的影响。若体内损失水分超过 20% 时，人就无法生存。

1. 水的分类

（1）纯净水

纯净水，简称净水或纯水，是纯洁、干净，不含有杂质或细菌的水，是以符合生活饮用水卫生标准的水为原水，通过电渗析器法、离子交换器法、反渗透法、蒸馏法及其他适当的加工方法制得而成，密封于容器内，且不含任何添加物，无色透明，可直接饮用。市场上出售的太空水、蒸馏水均属纯净水。

通常来讲，含有过多矿物质的水会给人体造成不必要的负担，而且有的矿物质人体不一定能吸收，如果长期积聚体内，会直接影响人体健康。严格来讲，矿泉水作为一种饮料，每人每天只能摄入 500 毫升。如果过量，其内含的氟化物对人体相当不利，甚而会产生严重的后果。所以说，矿泉水再好，也要限量，而纯净水则不然，它不会对人体产生负面影响，反而能够帮助排泄人体内的毒素。

（2）矿泉水

矿泉水是从地下深处自然涌出的或经人工揭露的、未受污染的地下矿水；含有一定量的矿物盐、微量元素或二氧化碳气体；在通常情况下，其化学成分、流量、水温等指标在天然波动范围内相对稳定。矿泉水是在地层深部循环形成的，含有国家标准规定的矿物质及限定指标。根据身体状况及地区饮用水的差异，选择合适的矿泉水饮用，可以起到补充矿物质，特别是微量元素的作用。盛夏季节饮用矿泉水补充因出汗流失的矿物质，是有效手段。

从科学角度讲，任何事物都具有双重性。因此，同矿泉水比较而言，虽然纯净水在去除有害物质的同时也去除了水中的营养物质，但终其而言，它对人体健康无害。目前有部分人认为纯净水太纯了，没有营养可言，殊不知人体所需营养 95% 都是从食物摄入的。如果它不纯净，那还叫什么纯净水呢？一般说来，水中杂质的主要形态是气体、液体雾滴、水中悬浮物、固体颗粒及微生物等，其浓度随排放量、人员流动及气候等条件的变化而改变。这么多的污染物，岂是只经过浅层处理就能饮用的？而矿泉水只进行了浅层过滤，所以它在保留矿物质和营养物质的同时也保留了有害物质。而有害物质中通常含有致癌物质，该物质的作用是无阈值的，即使是最小量，也会产生一定的反应。因此从长远来看，纯净水不失为一种安全的日常饮用水。

（3）矿物质水

所谓饮用矿物质水，是指在纯净水的基础上添加了矿物质类食品添加剂而制成的。是《中华人民共和国饮料通则》（GB10789—2007）中定义的六种包装饮用水之一。

人可以一天不吃饭，但不可以一天不饮水，饮水的主要目的在于补充身体中的水分，天然水中含有多种人体所需的矿物质和微量元素，成分比较多元复杂，但和使用浓缩矿化液来制作矿物质水有相同的问题，就是无法确认所有的微量元素对人体都是有益的，也无法完全除去有害污染物质。且天然水源必须严格保护，并且需经过长距离运输，成本很高，因此安全实惠的矿物质水就成为消费者心目中的首选。

2.水的生理功能

（1）人的各种生理活动都需要水，如水可溶解各种营养物质，脂肪和蛋白质（蛋白质食品）等要成为悬浮于水中的胶体状态才能被吸收；水在血管、细胞之间川流不息，把氧气和营养物质运送到组织细胞，再把代谢废物排出体外，总之，人的各种代谢和生理活动都离不开水。

（2）水在体温调节上有一定的作用。当人呼吸和出汗时都会排出一些水分。比如炎热季节，环境温度往往高于体温，人就靠出汗使水分蒸发带走一部分热量，来降低体温，使人免于中暑。而在天冷时，由于水贮备热量的潜力很大，人体不致因外界温度低而使体温发生明显的波动。

（3）水还是体内的润滑剂，它能滋润皮肤。皮肤缺水，就会变得干燥失去弹性，显得面容苍老。体内一些关节囊液、浆膜液可使器官之间免于摩擦受损，且能转动灵活。眼泪、唾液也都是相应器官的润滑剂。

（4）水是世界上最廉价最有治疗力量的奇药。矿泉水和电解质水的保健和防病作用是众所周知的，主要是因为水中含有对人体有益的成分。当感冒、发热时，多喝开水能帮助发汗、退热、冲淡血液里细菌所产生的毒素；同时，小便增多，有利于加速毒素的排出。

（5）大面积烧伤以及发生剧烈呕吐和腹泻等症状，体内大量流失水分时，都需要及时补充液体，以防止严重脱水，加重病情。

（6）睡前喝一杯水，美容功效非常大。睡着后，那杯水就能渗透到每个细胞里。细胞吸收水分后，皮肤就更娇柔细嫩。

（7）沐浴时的排汗量为平常的两倍，体内的新陈代谢加速，沐浴前先喝一杯水，可使全身每一个细胞都能吸收到水分，创造出光润细柔的肌肤。

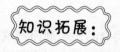

喝水的学问

1. 哪些人体内易缺水?

答:老人对口渴的敏感性降低,所以机体经常处于失水状态,消化液分泌少,容易便秘,血液黏度大,对心血管健康不利。

婴儿新陈代谢旺盛,生长快,因此单位体重需要补充的水量高于成人,婴儿虽以液状食物为主,但在两次喂奶中间也宜喂些水。

儿童运动量大,对水的需要量相应也多,然而孩子们往往贪玩而忘记饮水,到临吃饭时才急忙大口喝水,以致影响食物的消化吸收。

2. 口渴了如何喝水?

答:"口渴就急饮"是不合适的。如果一次喝的水太多,超过了胃的容纳量,胃膨胀过大会引起胃不舒服的感觉。另外,胃里突然进了大量的水,一下子把胃液冲淡了,就必然影响胃液的消化及杀菌功能。更为重要的是,大量水分被血液吸收以后,使血液量骤然增多,浓度降低,心脏的负担加重,当心脏功能不好时会出现心慌、气短、胸闷等不适的感觉。肾功能不好,还会出现水肿和水肿加剧。口渴时应首先少喝几口水,润润喉咙,停一会再喝;也可喝些淡盐水,补充丧失的盐分。采用"多次、少量"的饮法,对身体健康是有好处的。

3. 不渴也要喝水吗?

答:如果等到口渴才喝水,那么这时人体已经缺水了。主动原则认为,人们应当主动定时饮水。除三餐外,一般成年人每天需要另外补充1500~1800毫升的水。天热出汗多时,饮水还要增加。"不渴也喝水"对中老年人来说更显得重要,如果中老年人能坚持每天主动喝进适量的水,对改善血液循环、防治心血管疾病都有利。

4. 老人更应多喝水吗?

答:老年人尤其要做到主动喝水。老年人体内的水分比年轻人约少1/3,天热时出汗多,体内更加缺水。不渴并不等于不缺水,即使老年人没有感到口渴,也要每天喝1000毫升以上的水,要坚持少量多次,平时不渴也要喝,也可以适当喝点淡茶水。而每天的尿量也不要少于1000毫升,这样才能保证血液得以稀释,维持人体充足血容量、降低血黏度、排泄毒物、减轻心脏和肾脏负担。尤其在出汗多或发热、腹泻的时候,更要多饮水,以利血液稀释,促进大脑的血液循环,防止栓塞。

5. 何时是老年人饮水最佳时间?

答:早晨起床后一定要喝水,因为它是一天身体开始运动的关键。老年人在夜间睡眠的时候,因排尿、出汗、呼吸,会使体内血液浓缩、血流缓慢、机能代谢物积存。起床后饮杯水,可使血液正常循环,有预防高血压、脑血栓、心肌梗塞等疾患发生的作用。饮水后跑跑步更有益处。早晨喝水最好是空腹,以小口的缓慢速度喝下450毫升的水,喝完后应做简单动作,不可静坐。

上午十点左右是人体一天中生物钟最旺盛的时间,应补充300毫升水。下午三点左右刚好是喝下午茶的时间,宜喝400毫升水。睡前宜饮400毫升水。对于老年人或患心脑血管疾病的人,晚间睡前饮水,可以预防致死性梗塞。不少老年人不习惯睡前饮水,怕起夜。其实老年人膀胱萎缩,容量减少,不饮水照样要起夜。半夜也可饮200毫升水。老年人由于肾脏收缩功能减退,夜间尿多,这就导致体内缺水,易使血液黏稠,心脑血流阻力大,易引发心脑血管病变。因而,半夜饮水很重要。

6. 饮水的特别时刻有哪些?

答:运动后:尽管我们不是运动员,运动量没有那么大,但不管做什么运动,比如打扫房间之后都应该喝水,这样不易累,也不易全身酸痛。

在有空调的环境中:尤其需要补充水分。

7. 早晨喝水注意事项有哪些?

答:(1)喝什么?

新鲜的白开水是最佳选择。白开水是天然状态的水经过多层净化处理后煮沸而成的,水中的微生物已经在高温中被杀死,而开水中的钙、镁元素对身体健康是很有益的。有研究表明,含钙、镁等元素的硬水有预防心血管疾病的作用。

晨起就喝淡盐水是错误的。人在整夜睡眠中未饮滴水,然而呼吸、排汗、泌尿却仍在进行中,这些生理活动要消耗损失许多水分。早晨起床如饮些白开水,可很快使血液得到稀释,纠正夜间的高渗性脱水,而喝盐水则反而会加重高渗性脱水,令人更加口干。早晨是人体血压升高的第一个高峰,喝盐水会使血压更高。

早上起来的第一杯水最好不要喝果汁、可乐、汽水、咖啡、牛奶等饮料。汽水和可乐等碳酸饮料中大都含有柠檬酸,在代谢中会加速钙的排泄,降低血液中钙的含量,长期饮用会导致缺钙。而另一些饮料有利尿作用,清晨饮用非但不能有效补充肌体缺少的水分,还会增加肌体对水的需求,反而造成体内缺水。

(2)什么温度?

晨起喝水,喝与室温相同的开水最佳,天冷时可喝温开水,以尽量减少对胃肠的刺激。研究发现,煮沸后冷却至 20~25℃ 的白开水,具有特异的生物活性,它比较容易透过细胞膜,并能促进新陈代谢,增强人体的免疫功能。凡是习惯喝温、凉开水的人,体内脱氧酶的活性较高,新陈代谢状态好,肌肉组织中的乳酸积累减少,不易感到疲劳。在头天晚上晾开水时一定要加盖,因为开水在空气中暴露太久会失去活性。

(3) 喝多少?

一个健康的人每天至少要喝 7~8 杯水(约 2.5 升),运动量大或天气炎热时,饮水量就要相应增多。清晨起床时是新的一天身体补充水分的关键时刻,此时喝 300 毫升的水最佳。

(4) 怎么喝?

清晨喝水必须是空腹喝,也就是在吃早餐之前喝水,否则就收不到促进血液循环、冲刷肠胃等效果。最好小口小口地喝水,因为饮水速度过猛对身体是非常不利的,可能引起血压降低和脑水肿,导致头痛、恶心、呕吐。

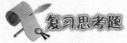复习思考题

1. 名词解释

(1) 必需氨基酸   (2) 蛋白质的互补作用

2. 填空题

(1) 多糖主要包括_____、_____和_____等。

(2) 根据蛋白质营养价值的高低,可将蛋白质分为_____、_____、_____三大类。

(3) 根据维生素溶解性质,可将维生素分为_____、_____两大类。

(4) 人体缺乏铁易患_____症;缺乏钙儿童患_____病,成人易患_____病。

3. 判断题

(1) 维生素 D 的主要食物来源是瘦肉。   (　　)

(2) 所有维生素在有重金属存在时都可发生氧化。   (　　)

(3) 维生素 A、维生素 D、维生素 E 和维生素 K 均属于脂溶性维生素。   (　　)

(4) 地方性甲状腺肿症是碘的缺乏症。   (　　)

(5)维生素 A 缺乏症为夜盲症和干眼病等。　　　　　　　　　　　　(　　)

4. 选择题

(1)根据我国人民饮食习惯,人体能量最重要的营养素是(　　)。

A. 蛋白质　　　　　　B. 脂肪　　　　　　C. 碳水化合物　　　　　　D. 维生素

(2)下列食物中,富含维生素 B_2 的一组是(　　)。

A. 虾皮、海带、牛奶　　　　　　　　B. 米麦、酵母、芹菜

C. 动物内脏及各种新鲜绿叶菜　　　　D. 牛奶、海蜇、虾仁

(3)供给人体铁最佳的食物是(　　)。

A. 肝脏　　　　　　B. 鸡蛋　　　　　　C. 牛奶　　　　　　D. 木耳

(4)下列维生素中,哪一种摄入过多时,易产生过多症(　　)

A. 维生素 E　　　　B. 维生素 C　　　　C. 维生素 A　　　　D. 维生素 B1

(5)下列维生素中,哪一种维生素在食物中的含量不高,但人体自身可以合成(　　)

A. 维生素 A　　　　B. 维生素 C　　　　C. 维生素 D　　　　D. 维生素 E

5. 问答题

(1)举例说明蛋白质的互补作用。

(2)脂肪酸是如何分类的?

(3)水对人体有哪些生理功能?

6. 论述题

(1)试述蛋白质对人体的生理功能。

(2)简述碳水化合物的生理功能。

7. 实践题

记录自己一天所吃各种食物的种类和数量,计算出蛋白质、脂肪、碳水化合物、钙、铁、维生素 A、维生素 C 的摄入量,并分析能否达到推荐的摄入量。

第二章　各类烹饪原料的营养价值

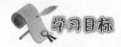

了解各类烹饪原料的营养价值,能够在实际工作中做到科学配膳。

第一节　食物营养价值概述

一、食物的营养价值

1. 烹饪原料的分类

烹饪原料种类繁多,按其来源和性质可分为三类:

(1)动物性原料:如畜、禽肉类,鱼、虾等水产品,奶、蛋及其制品等;

(2)植物性原料:如粮谷类、豆类、蔬菜、水果等;

(3)以天然食物制取的原料(或加工性烹饪原料),如酒、糖、油、酱油、醋等。

2. 食物的营养价值

食物的营养价值是指食物中所含营养素的种类、数量、质量及被人体利用的程度。

一般认为,某种食物含有的营养素的种类、数量和质量越接近于人体的生理需要,则被消化吸收和利用的程度就越高,营养价值也就越高;反之,营养价值则越低。也就是说,理想的高营养价值原料除含有人体必需的热能和营养素以外,还要求各种营养素的种类、数量和组成比例都符合人体的需要,并且易被消化、吸收。

在评价食物的营养价值时,不但要考虑其中营养素的种类和含量,而且还应分析营养素的质量,即可被人体利用的程度。比如干鱼翅中,蛋白质的含量很高,约为80%,但由于其中必需氨基酸的组成不合理,属于非优质蛋白质(也叫不完全蛋白质),被人体利用的程度不高。因此,我们认为鱼翅蛋白质的营养价值较低。

用上述标准去衡量烹饪原料和天然存在的食物,除了母乳对于出生4~5个月以内的婴儿是比较全面的食物以外，目前还没有发现任何一种食物能达到这一要求。从实际情况看，天然食物中所含有的营养素，其分布与含量都不是十分均衡，而是各具特色，营养价值的高低也是相对的。

3. 食物营养价值的影响因素

很多因素都可以影响食物的营养价值。即使是同一种烹饪原料，由于不同的品系、产地、种植条件、肥料使用、收获时间、储存条件以及不同的烹饪加工方法等，都会影响到食物中营养素的组成和含量。

(1)某些食物本身存在着一些抗营养因素影响其营养价值，如大豆中含有抗胰蛋白酶，生鸡蛋中含有抗生物素蛋白和抗胰蛋白酶，菠菜中含有草酸，高粱中含有单宁等。这些不利因素如不消除，就会降低原料的营养价值。

(2)食物中的营养价值还受储存、加工和烹调方法等因素的影响。如米、面加工过于精细将损失大量的 B 族维生素和无机盐等，水果罐头会因工艺特殊而损失大量的维生素 C，油脂长期高温加热能使必需脂肪酸、脂溶性维生素损失等。对此，只有采取合理的加工方法才能保持甚至提高食物的营养价值。

(3)食物原料的产地、规格、收获季节等因素也会影响其营养价值。

4. 食物中的非营养物质

值得注意的是，食物除营养作用外，还含有一些非营养物质。

有些原料中的非营养物质可以防病治病，如大蒜中的大蒜素，香菇中的香菇多糖，木耳中的酸性多糖等，均可提高机体的免疫功能，降低血脂和血压，有抗癌和抑癌作用。

有些原料中含有能改善食物感官性状，促进人体食欲和消化吸收的物质，如动物性原料中的含氮浸出物，蔬菜和水果中的色素和有机酸等，都能改善食物的色、香、味、形，保持食物的独特风味，还可提高食品中营养物质的吸收率和利用率。

有些原料中的非营养物质会影响身体健康甚至导致疾病，如大豆中的抗胰蛋白酶和血球凝集素，生蛋清中的抗生物素蛋白，柿子中的柿胶酚等，食用不当会引起食物中毒、溶血性贫血、消化不良。

二、食物营养价值的评定

食物营养价值的评定，主要从营养素的种类和含量以及营养素的质量两个方面进行测算评价。

1. 营养素的种类和含量

烹饪原料中营养素的种类和含量是评价其营养价值的前提。对每一种烹饪原料的营养素种类和含量进行分析测定,是一项巨大的基础性科研工作。几十年来,我国的科学工作者为此做了大量的工作,出版了 4 个版本的食物成分表。这是评定原料营养价值十分重要的工具书,可用于配膳时查阅。

2. 营养素的质量

影响烹饪原料营养素质量的因素很多,大致有如下三个方面。

(1)营养素的消化率

如在评价钙的营养价值时,不仅应考虑其含量,还应考虑食物中的草酸、膳食纤维等一些影响其消化吸收的因素。

(2)营养素的利用率

如评价烹饪原料中的蛋白质营养价值时,除需考虑含量外,还要考虑必需氨基酸的组成比例等影响其利用的因素。

(3)营养素在加工储存中的变化

烹饪原料在加工储存过程中会产生一些变化,有些变化可以改善原料的品质与口感,如甘薯在储存的过程中,部分淀粉由于酶的作用,转化为单糖或双糖,使甘薯的口感更好,也有利于人体的消化吸收;有些原料中的营养素特别是维生素由于化学性质不稳定,在储存过程中会造成其氧化分解,导致营养素的丢失。这些都会给食物的营养价值带来相当大的影响。

三、评定食物营养价值的意义

(1)全面了解烹饪原料中营养素的组成与含量的特点,以便于最大限度地利用现有食物资源,开发利用新的食物资源。

(2)了解烹饪原料在收获、加工、储存过程中可能存在的影响其营养价值的因素,以便于在烹饪过程中对食物进行质量控制,提高食物的营养价值。

(3)了解烹饪原料中非营养物质的种类和特点,以便趋利避害,有的放矢,充分发挥其潜能。

(4)指导科学配膳,使烹饪原料的选择与搭配更加合理。

第二节　植物性烹饪原料的营养价值

一、谷类的营养价值

谷类即通常所说的粮食,其品种很多,在我国以大米和小麦为主,并配有少量的杂粮,如玉米、小米、高粱、大麦、荞麦等,有的地区也把薯类作为代粮食品。

1. 谷类的结构

谷类的结构因品种不同而有一定的差异,但基本结构相似,一般可分为谷皮、糊粉层、胚乳、胚芽等几部分。

谷皮为谷粒的外壳,约占谷粒总重的 13% ~ 15%,主要为纤维素、半纤维素和木质素等,并含有少量的蛋白质、脂肪、B 族维生素和钙、磷、铁等无机盐。其营养意义不大,加工时应去除掉。

胚乳是谷类的主要部分,约占谷类总重的 83.5%,含有大量的淀粉和蛋白质及少量脂肪,无机盐、维生素和纤维素含量极少。在谷皮和胚乳之间有一薄层结构即糊粉层,含有较丰富的维生素和无机盐,一般在加工过程中易丢失。

胚芽约占谷粒总重的 2% ~ 3%,是种子发芽的关键部位,所以各种营养素和酶类的相对含量都较多,但加工精细的制品也易将其丢失。

2. 谷类的营养价值

(1)糖类

谷类含糖量约 70%,主要以淀粉为主,多集中在胚乳中。淀粉经烹调后易被人体消化吸收,利用率很高,如大米的利用率约为 95%,面粉约为 93%,所以说谷类是含糖量多而且质量好的一类食品,是人体摄取糖类最理想的食物来源,也可以认为谷类是人体热能最理想和最经济的来源。

谷类所含糖类除淀粉外还有不能被人体消化吸收但却有重要生理意义的纤维素、半纤维素和木质素等膳食纤维,含量约为 1% ~ 10%,其含量高低取决于谷粒的加工精细程度。

(2)蛋白质

谷类蛋白质是人体蛋白质的重要来源,其含量一般为 8% ~ 12%,但谷类蛋白质的氨基酸组成不平衡,多以赖氨酸为第一限制氨基酸,蛋氨酸和色氨酸也明显不足,具体组成见表2-1。

表2-1 谷类蛋白质每1g中必需氨基酸的含量及比较

mg

必需氨基酸	记分模式	灿米	粳米	糯米	小麦	玉米	小米	高粱	甘薯	土豆
赖氨酸	55	38	35	31	24	37	28	22	26	93
蛋氨酸	35	19	17	19	14	18	30	17	15	30
色氨酸	10	16	17	12	12	7	20	10	15	32
亮氨酸	70	90	84	86	71	152	149	160	55	113
异亮氨酸	40	34	35	44	36	33	38	37	31	70
缬氨酸	50	55	54	61	42	50	55	52	64	113
苏氨酸	40	39	39	36	31	44	47	36	37	71
苯丙氨酸	60	47	48	50	45	50	56	54	49	81

表中各栏数字与氨基酸记分模式的差别可采取多种措施来补足,比如用最缺少的赖氨酸进行强化,即在面粉中加0.3%的赖氨酸;或根据蛋白质互补作用的原理与相应的食物共食,如大豆制品、蛋类、鱼类、奶类、肉类等,选择其中一种或几种与谷类混食即可显著提高蛋白质的营养价值。

(3)脂类

谷类所含的脂类以脂肪为主,分子中多数为不饱和脂肪酸,其中亚油酸含量最高,约占不饱和脂肪酸的60%,所以营养价值较高。另外,还有少量卵磷脂和植物固醇,这些物质都有降低血胆固醇水平和防止动脉硬化等作用。因此,以玉米油为代表的谷类提取油,对人体具有营养和食疗双重作用,应受到重视。

谷粒含脂类很少,一般为1%~2%,玉米和小米含量略高约4%,荞麦较高约7%,主要集中在胚芽、糊粉层和皮层中。

(4)维生素

谷类主要含有B族维生素,如硫胺素、核黄素、泛酸、尼克酸等,主要集中在胚芽、糊粉层中,胚芽中还含较多的维生素E。另外,小米和黄玉米中有少量的胡萝卜素。由于维生素主要集中在谷粒的周边位置,所以加工越精细的制品维生素的含量越低。

（5）无机盐

谷类中的无机盐总含量为1.5%~3%,含量较多的为磷,约占无机盐总量的50%~60%,其次为钙,约占40%,另外还有少量的铁、硒、锌、铜、钼、锰等元素。无机盐的吸收率受含磷植酸盐的影响较大,若用酵母菌发酵,则可降低其干扰作用而提高吸收率。

另外,作为某些地区的代谷类食品中的甘薯类,其营养价值与大米比较,见表2-2。

表2-2　鲜甘薯与大米营养素含量比较

营养素 粮食	热量	蛋白质	钙	胡萝卜素	VB₁	VB₂	尼克酸	VC
鲜甘薯	100	1.7	27.5	3.3	0.083	0.042	0.42	25
大米	100	2.2	2.8	—	0.048	0.0085	0.39	—

由表中可看出,在同样产生100kcal(1kcal=4.184KJ)的热量时,除蛋白质一项稍低于大米外,其他各项都明显高于大米,说明薯类也具有很高的营养价值。在烹饪过程中,我们很少直接选用整粒的谷粒,一般使用其加工制品,如面粉、大米、小米等。表2-3列出了不同出粉率的面粉中营养素的含量,大米、小米等加工制品的营养素含量可参照此表。

表2-3　不同出粉率小麦(100g)的营养素含量

出粉率 营养素	72%(精白粉)	85%(标准粉)	98%(全麦粉)
淀粉(g)	65~70	64~68	65~67
蛋白质(g)	8~13	9~14	10~14
无机盐(g)	0.3~0.6	0.7~0.9	1.4~1.6
粗纤维(g)	0.2	0.4~0.9	1~2.2
铁(mg)	1	2.2	2.7
钙(mg)	18	38	50
维生素B₁(mg)	0.11	0.31	0.4
维生素B₂(mg)	0.035	0.07	0.12
尼克酸(mg)	0.72	1.6	6
泛酸(mg)	0.6	1.1	1.5

二、豆类的营养价值

豆类种类很多,根据所含蛋白质和糖类的不同,可分为大豆类和其他豆类。在我国,大豆产量最高,分布最广。大豆类中的蛋白质和脂类含量高,而糖类含量较低,大豆类主要包括黄豆、黑豆、青豆等。其他豆类包括蚕豆、豌豆、绿豆、赤豆等,糖类含量高,蛋白质含量较大豆类低,脂类含量很少。

1. 大豆类的营养价值

(1)蛋白质

大豆中蛋白质含量约为 35% ~40%,其他豆类约为 20%。豆类是我国居民膳食中蛋白质的重要来源。因为大豆蛋白是来自植物性食品的优质蛋白质,尤其是赖氨酸含量丰富,粮豆混食,弥补了谷类的不足。因此,大豆是谷类理想的互补食品,除蛋白质外,还可补足脂肪、B 族维生素、钙、铁等营养素。

(2)脂类

大豆类中脂类的含量约为 18% ~20%,其他豆类低于 2%。大豆油中主要是中性脂肪,脂肪分子中不饱和脂肪酸高达 85%,其中亚油酸含量最多,占不饱和脂肪酸总量的 51.5%,其次是油酸,占 35.6%,亚麻酸占 2.9%。另外,大豆油中还有卵磷脂,约占 1.64%,及少量的豆固醇(可抑制胆固醇的吸收),再加上大豆油的天然抗氧化能力较强,所以大豆油是营养价值很高的一种食用油。

(3)糖类

大豆类中糖类的含量约为 25%,其他豆类约为 50% ~60%,这些糖类只有约一半可被消化吸收,主要有蔗糖、糊精和淀粉等,另一半不能被人体消化吸收的主要为棉子糖、水苏糖等,并且易被体内肠道细菌分解,产生二氧化碳和氨气等,引起腹部胀气,所以有胃肠消化道疾病的人应尽量少吃整粒烘炒的豆类。由于导致肠道胀气的因素大多靠近豆类外层,所以经加工制成的豆腐、豆浆、豆沙、粉丝等豆制品基本消除了这些因素,可以放心食用。

(4)维生素

豆类含丰富的 B 族维生素和维生素 E,黄豆中维生素 E 含量约为 18.9mg/100g,硫胺素为 0.79mg/100g,核黄素为 0.25mg/100g,尼克酸为 2.1mg/100g,另外还含有少量的胡萝卜素。

(5)无机盐

豆类中无机盐总含量为 2% ~3%,其中钙、磷、铁含量都较多,分别为 367mg/100g、571mg/100g、11mg/100g,其中钙、铁对骨骼、血管、血色素等有着重要的意义。

获取豆类中各类营养素的途径一般是通过食用豆制品,而加工方法不同的豆制品其营养特点也不相同。豆腐中的蛋白质消化率由整粒时的 65.3% 提高到 92.7%,钙含量也明显提高,约为 250mg/100g。豆浆与鲜奶比较,其铁含量明显较高。

豆芽含有干豆类没有的维生素 C,而且胡萝卜素和核黄素的含量也明显增多。在大豆的发酵制品如豆豉、豆酱、豆腐乳等中,由于微生物的作用使一般植物性食品中几乎不含有的维生素 B$_{12}$含量丰富,同时蛋白质的消化率也明显提高。由红小豆加工成的豆沙,由于其工艺特点,除口感细腻外,还有一定的甜度,即可增进食欲又含有较多的热能,所以适合作为早餐食品。

大豆中的抗营养因素有:

(1)蛋白酶抑制剂(PI):生豆粉中含有此种因子,对人胰蛋白酶活性有部分抑制作用,对动物生长可产生一定影响。

我国食品卫生标准中明确规定,含有豆粉的婴幼儿代乳品,尿酶实验必须是阴性。

(2)豆腥味:主要是脂肪氧化酶的作用。采用 95℃以上加热 10 ~15 分钟等方法可脱去部分豆腥味。

(3)胀气因子:主要是大豆低聚糖的作用,是生产浓缩和分离大豆蛋白时的副产品。大豆低聚糖可不经消化直接进入大肠,可为双歧杆菌所利用并有促进双歧杆菌繁殖的作用,并可对人体产生有利影响。

(4)植酸:影响矿物质吸收。

(5)皂甙和异黄酮:此两类物质有抗氧化、降低血脂和血胆固醇的作用,近年来的研究发现了其更多的保健功能。

(6)植物红细胞凝集素:为一种蛋白质,可影响动物生长,但加热即被破坏。

综上所述,大豆的营养价值很高,但也存在诸多抗营养因素。大豆蛋白的消化率为 65%,但经加工制成豆制品后,其消化率明显提高。近年来的多项研究表明,大豆中的多种抗营养因子有良好的保健功能,这使得大豆研究成为营养领域的研究热点之一。

2.其他豆类的营养价值

(1)豌豆:豌豆中蛋白质质量分数为 20% ~25%,以球蛋白为主,氨基酸组成中色氨酸的质量分数较多,蛋氨酸相对较少。脂肪质量分数仅为 1% 左右。碳水化合物约为 57% ~60%,幼嫩的青豌豆籽粒中含有一定量的蔗糖,因而带有甜味。豌豆中的 B 族维生素较为丰富,幼嫩籽粒还有少量维生素 C。钙、铁在豌豆中较多,但消化吸收率不高。

(2)赤小豆:赤小豆中蛋白质质量分数为 19% ~23%,胱氨酸和蛋氨酸为其限制性氨基酸。脂肪大约为 1% ~2%,碳水化合物的质量分数为 55% ~60%,大约一半为淀粉,其余为戊糖、糊精等。其他成分类似豌豆。

(3)绿豆:营养成分类似豌豆,蛋白质质量分数为 18% ~23%,但碳水化合物除淀粉外,还有纤维素、糊精和戊聚糖等。

3. 豆制品的营养特点

豆制品包括非发酵性的大豆制品(如豆浆、豆腐、豆腐干、腐竹等)、发酵性大豆制品(如腐乳、豆豉、臭豆腐等)。淀粉质量分数较高的豆类还可制作粉丝、粉皮等。

(1)豆腐:豆腐是大豆经浸泡、磨浆、加热之后,加入凝固剂制成的食品。豆腐本身含水量较高,可达 80% ~90%。其含水量因加工方法不同而异,北豆腐含水 80% 左右,南豆腐含水量较高,约为 87%,内酯豆腐更可高达 90% 左右。

大豆中的蛋白质在豆腐中几乎完全得以保存,但因为豆腐的含水量远高于大豆,其百分含量有所降低。例如,100 克南豆腐中含蛋白质 6.2 克,内酯豆腐中蛋白质含量为 5.0 克。

豆腐中的各种 B 族维生素的含量较大豆降低很多,其原因一方面是由于可溶性维生素在加热时受到破坏、凝固时流失,另一方面是由于豆腐的含水量高,使营养素含量受到稀释。

制作豆腐时,虽然多数矿物质的含量下降,但唯有钙的含量大幅度上升。这是由于大豆本身含有较为丰富的钙质,凝固时又添加硫酸钙和氯化钙为凝固剂。因此,豆腐是膳食中钙的良好来源。例如,100 克北豆腐中含钙 138 毫克,可与牛奶相比。然而应注意,内酯豆腐用不含钙的葡萄糖酸内酯作为凝固剂,其水分含量又高,因此不是钙的良好来源。

(2)豆腐干:豆腐除去部分水分之后可制成豆腐干,含水量降低至 70% 左右。其蛋白质含量在 15% 左右,脂肪含量为 6% ~10%,钙含量可达每 100 克 200 毫克左右,各种营养成分由此而浓缩。千张的水分质量分数更低,蛋白质的质量分数可达到 20% ~35%。

(3)豆浆、豆奶:豆浆是最简单的大豆加工品,只需将大豆浸泡磨浆后煮沸即可。其中保存了大豆中的所有成分,经过煮沸,使妨碍蛋白质消化吸收的抑肽酶失活,使大豆蛋白的蛋白质消化率从生豆的 40% 提高到 90% 以上。豆浆中含水达 96%,蛋白质约为 2%。饮用 300 毫升豆浆可获得蛋白质 6 克,相当于一个鸡蛋或 30 克牛肉的蛋白质含量。

豆奶与豆浆的不同在于,经过特殊的加工工艺,除去了大豆中的豆腥味,并添加少量糖,使其口感和风味更加适口。豆奶中含蛋白质约2.5%,其各种维生素和矿物质含量较豆浆略高,但均低于牛奶。例如,100克豆奶中的钙含量为23毫克,维生素B_2含量为0.06毫克,而100克牛奶中含钙量在100毫克以上,维生素B_2含量为0.10毫克以上。然而,豆奶中的饱和脂肪含量很低,不含胆固醇,而牛奶脂肪中饱和脂肪酸占50%以上,并含有一定量的胆固醇。需要控制脂肪和胆固醇摄入量的老年人适合饮用豆奶,没有条件喝牛奶的人也可以饮用豆奶来代替牛奶。

(4)豆豉、腐乳:豆豉是大豆经过真菌发酵后加盐和调味品制成的整粒食品。它几乎保存了大豆的所有营养成分,蛋白质含量为25%左右,维生素和矿物质含量丰富。腐乳是豆腐经过真菌发酵之后加盐和调味品制成的食品,包括红腐乳、青腐乳、白腐乳等,经调味后可以形成风味多样的产品。腐乳中的蛋白质含量约为10%左右,脂肪含量为8%左右。其维生素和矿物质含量与其原料豆腐近似,某些B族维生素的含量还稍有增加。

除去豆豉和腐乳之外,大豆制成的豆酱、蚕豆制成的豆瓣酱、大米和黄豆制成的日本酱等都属于发酵豆制品。由于经过发酵产生了大量游离氨基酸,发酵豆制品的味道鲜美可口,经常用作调味品。

发酵豆制品的一个重要特点是经过微生物的作用,产生了植物性食品中原来不存在的维生素B_{12}。这种维生素对人体的造血功能十分重要,素食者如果不食用发酵食品,容易发生贫血现象。另一个特点是,经过发酵之后提高了大豆中多种营养素的生物利用率。植酸是妨碍矿物质吸收的一种食物成分,而微生物产生的植酸酶可以分解植酸,提高钙、铁、锌等元素的吸收率。发酵中微生物产生的蛋白质水解酶把大分子蛋白质水解成较小的片段,有利于蛋白质的消化吸收,而且可能产生一些具有特殊生物活性的肽类。因此,经常使用发酵豆制品对人体健康十分有益。

(5)粉条、粉皮、凉粉:是以富含淀粉的豆类加工制成的。由于制作时大部分蛋白质以"酸水"的形式被弃去,故其成分主要为碳水化合物,如粉条质量分数在90%以上,其他成分甚微。凉粉含水95%,碳水化合物质量分数为4.5%左右,其他成分很少。

大豆和绿豆发制成豆芽,除含原有营养成分外,还可产生抗坏血酸,当新鲜蔬菜缺乏时,豆芽是抗坏血酸的良好来源。大豆芽中含天门冬氨酸较多,常用来吊汤增鲜。

三、蔬菜和水果的营养价值

蔬菜和水果的种类很多,在我们的膳食结构中占有重要地位。由于它们的含水量大多在 90% 左右,所以糖类、脂肪、蛋白质的含量一般很低,故不能作为热能的主要来源。食用蔬菜和水果的意义在于摄取维生素、无机盐和膳食纤维等成分。

1. 维生素

在蔬菜和水果中含有多种维生素,而且含量丰富,其中最突出的是维生素 C、胡萝卜素和核黄素。

(1)维生素 C

新鲜蔬菜和野菜中维生素 C 的含量都很多,如菜花(88mg/100g)、雪里蕻(83mg/100g)、白菜(51mg/100g)、荠菜(43mg/100g)等。深绿色的新鲜蔬菜每 100g 中维生素 C 的含量一般在 30mg 以上,其次是根茎类和瓜茄类。但辣椒例外,无论形状大小、颜色青红,其维生素 C 的含量都很多,每 100g 鲜辣椒中维生素 C 含量约为 89 ~ 185mg,比一般蔬菜高几倍。

在常见的新鲜水果和野果中,每 100g 果品含维生素 C 较丰富的有:猕猴桃约 700 ~ 1300mg、酸枣约 1200mg、鲜枣约 300 ~ 600mg、山楂约 90 ~ 100mg、柑橘约 40 ~ 50mg。但一些常见的水果,如苹果、香蕉、梨、桃、杏等的维生素 C 含量却较低,约为 5mg/100g。

(2)胡萝卜素

由于胡萝卜素属于多烯类有色化合物,所以一般在绿色、黄色等较深色蔬菜水果中的含量比浅色蔬菜水果中的含量多,如菠菜、韭菜、芹菜叶、油菜、荠菜、胡萝卜中的含量约为 3mg/100g,而菜花、白萝卜、藕中的含量只有 0.02mg/100g 左右,相差较大,所以在膳食调配时应该注意蔬菜色泽的搭配。蜜橘、枇杷、杏等水果中胡萝卜素含量较多,每 100g 中的含量分别为 1.67mg、0.7mg、0.5mg,而苹果、梨、桃、香蕉、荔枝等果肉颜色较浅的水果中的含量在 0.01 ~ 0.1mg/100g 之间。

(3)核黄素

单一食品中核黄素的含量都较低,要满足人体需要就必须选用多种食物,新鲜的蔬菜水果就是来源之一。核黄素含量较多的蔬菜如西兰花、雪里蕻、香椿、香菜、苋菜等一般每 100g 中的含量为 0.1 ~ 0.15mg,每 100g 水果中核黄素的含量一般为 0.02 ~ 0.04mg。

2. 无机盐

蔬菜、水果是无机盐的重要来源,主要有钾、钙、磷、铁、硒、锌等多种碱性元素,对维持人体酸碱平衡有重要意义。一般蔬菜尤其是叶菜类中钙的含量要高于水果,但应注意除去其中的草酸。

每 100g 净品中的含钙量分别为苜蓿 713mg、荠菜 420mg、胡萝卜缨 350mg、雪里蕻 253mg、芹菜茎 160mg、白菜 140mg、菠菜 72mg、山楂 68mg、柑橘 56mg、草莓 32mg、杏 26mg、苹果 11mg、桃 10mg、香蕉 9mg。蔬菜和水果的铁含量差别不大，每 100g 中约含 1～2mg。

四、植物性干货原料的营养价值

植物性干货原料的种类很多，主要是加工过的植物的根、茎、叶、花、果实以及藻类和食用菌等。常见的有干黄花菜、笋干、玉米片、桂圆、红枣、硬果类、海带、紫菜、蘑菇、冬菇、木耳等。

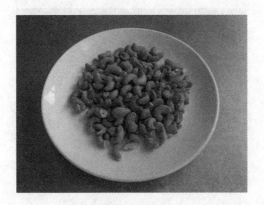

图 2-1　腰果

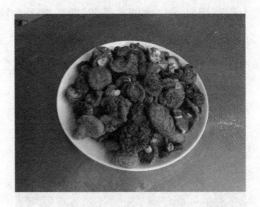

图 2-2　冬菇

这类原料经初加工后，对糖类、无机盐等成分影响不大，但维生素损失较大，尤其维生素 C 损失严重。如鲜黄花菜中维生素 C 含量为 33mg/100g，而干黄花菜则不含维生素

C;鲜枣中维生素 C 的含量为 540mg/100g,而干枣中仅为 12mg/100g。因此,在选购干货制品时,应特别注意搭配含维生素 C 丰富的原料。

硬果可分为两类:一类富含脂肪和蛋白质,如花生、核桃、葵花子、松子、榛子等;另一类则含糖多而脂肪较少,如栗子、莲子、白果、菱角等。

花生是我国产量较大且食用面广大的一种干果,蛋白质约为 26% 。其氨基酸组成特点是精氨酸和组氨酸较多,赖氨酸、蛋氨酸、异亮氨酸较少,故营养价值较大豆蛋白低。花生含丰富的维生素 B_1、维生素 B_2、尼克酸等,尤其是维生素 B_1 的含量是已知天然食物中含量最多的一种,每 100g 花生中含维生素 B_1 为 0.72 ~ 1.07mg。在无机盐方面,含磷较多的硬果类含钙、铁较少。

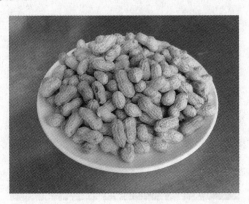

图 2-3 花生

莲子在烹饪中常作为甜菜用料,如"冰糖莲子羹"等。莲子含糖类最丰富,约为 62% ,以淀粉为主;蛋白质约为 16.6% ;脂肪含量低,约为 2% 。莲子中主要含 B 族维生素,并含少量的维生素 C(5mg/100g),无机盐的含量以磷居多,而钙、铁含量较少。

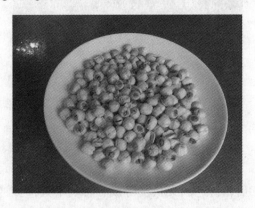

图 2-4 莲子

藻类的干制品有海产藻(如海带、紫菜、石花菜等)和淡水藻(如发菜等)。藻类的干制品主要含有蛋白质、糖类、维生素和无机盐等。

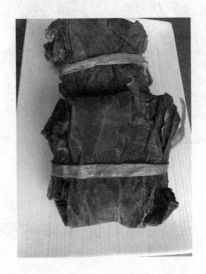

图2-5 海带

紫菜含蛋白质约为28.2%,发菜约为22.8%,海带约为8.2%,并且赖氨酸含量较多,可与谷类食品互补。海带含糖类约为56.2%,紫菜约为48.5%,发菜约为36.8%,主要为黏多糖,还有淀粉和纤维素等。藻类含有的维生素主要是胡萝卜素和维生素 B_1、维生素 B_2、维生素 B_6、维生素 B_{12} 等。藻类中无机盐的含量也很丰富,主要是钾、钙、钠、硫、铁、碘、硒等。藻类中碘和硒的含量非常高,如每100g 干品中,海带含碘24 000mg、含硒5840mg,发菜含碘1800mg、含硒7450mg。

蘑菇是一种深受人们喜爱的食用菌,每100g 干蘑菇约含蛋白质36.1g、脂类3.6g、糖类31.2g、钙131mg、磷718mg、铁188.5mg,由于其较高的营养价值和特殊的口感,被誉为"素中之荤"和"健康食品"。

木耳也叫黑木耳,是我国主要的食用菌之一。每100g 干木耳约含蛋白质12.1g、脂类1.5g、糖类35.7g、维生素 B_1 0.17mg、维生素 B_2 0.44mg、尼克酸2.5mg、维生素 E11.3mg、钙247mg、铁97.4mg、锌3.18mg、磷292mg、硒3.7ug。由于黑木耳是高铁食品并具有润肺和清洁肠道等作用,所以是一种重要的保健食品。

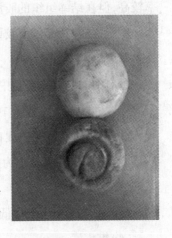

图2-6 蘑菇

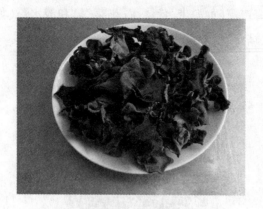

图 2-7　木耳

第三节　动物性烹饪原料的营养价值

动物性烹饪原料主要包括畜禽肉类、蛋类、奶类、水产类等,是烹饪原料的重要组成部分,也是我们人体中优质蛋白质、脂肪、某些维生素和无机盐等营养素的主要来源。

一、畜、禽肉类的营养价值

1. 畜肉的营养价值

（1）蛋白质

畜肉的蛋白质含量为 10% ~ 20%,瘦肉中蛋白质的含量高于肥肉。肉中蛋白质利用率较高,但在结缔组织的胶原蛋白和弹性蛋白中,色氨酸、蛋氨酸等及酪氨酸极少,属于非优质蛋白质,营养价值较低。

（2）脂类

畜肉中的脂类主要是中性脂肪和胆固醇,一般含量为 10% ~ 60%,含量高低取决于肉的肥瘦程度。脂肪分子中主要为硬脂酸、软脂酸等高级饱和脂肪酸,还含有少量的油酸、低级饱和脂肪酸等。瘦肉中胆固醇含量约为 70mg/100g,肥肉中的含量约为瘦肉的 2 ~ 3 倍,内脏中的含量约为瘦肉的 4 ~ 5 倍,脑中含量最高,约为 2000 ~ 3000mg/100g。

（3）糖类

畜肉中的糖类含量很低,约为 1% ~ 5%,主要以糖原的形式存在于肝脏和肌肉中。

（4）维生素

猪肉中维生素 B_1 的含量约为 0.5mg/100g,高于牛羊肉(约为 0.07mg/100g)。在肝脏中,不仅富含维生素 A 和维生素 D,其他维生素的含量也很丰富。如羊肝每 100g 约含维生素 A 20972ug、维生素 B_1 0.42mg、维生素 B_2 2.11 ~ 3.57mg、尼克酸 18.9mg、维生素 C 18mg。

(5)无机盐

畜肉中无机盐的含量一般为 0.8% ~ 1.2%,是铁、锌、铜的良好来源,但含钙量少,仅为 7 ~ 11mg/100g。猪血中的铁含量约为 44.9mg/100g,是铁的理想来源。

另外,畜肉在烹煮时可溶解出一些呈味物质叫浸出物,包括含氮浸出物和非氮浸出物。

含氮浸出物是在烹煮时溶出的一类能溶于水的含氮物质的总称。

含氮浸出物包括核苷酸、肌苷、游离氨基酸、嘌呤碱等。非氮浸出物有糖原、葡萄糖、琥珀酸、乳酸等。肉汤中的含氮浸出物越多,味道越鲜美,刺激胃液分泌的作用越大,越有利于消化吸收。一般来说,幼小动物肉比成年动物肉的浸出物要少。

2. 肉类制品的营养价值

(1)肉肠:通常所说的肉肠属于西式灌肠,是肉糜与其他配料斩拌混合之后装入肠衣,再经煮制的产品,有些产品需要经过熏制或干制,降低其水分质量,并赋予产品以特有的香气。由于肉肠风味多样,口感良好,所以是最常见的肉类加工品。肉肠中经常添加的配料包括肥肉、大豆蛋白、磷酸盐、亚硝酸盐、维生素 C 等。维生素 C 作为助发色剂,可以减少亚硝酸盐的用量和残留量。

不同品种的灌肠由于配料的差异,营养价值差异较大。多数肉肠中的水分含量为 50% ~ 55% ,脂肪含量为 20% ~ 30% ,蛋白质含量为 12% 左右。其维生素和矿物质含量与原料肉基本相当。由于含水量高,肉肠不能在室温下保存,在 4℃ 下可保存 3 ~ 4 天。

我国传统的香肠加工工艺与西式灌肠有所不同,它的含水量较低,仅为 30% ~ 40% ,可以在室温下较长时间保存。其中加入较多肥肉丁,脂肪含量在 40% 左右,每 100 克香肠中能量高达 1674 ~ 2092 千焦(400 ~ 500 千卡),并含有较多糖和盐。

(2)火腿:火腿分为中式火腿和西式火腿,目前以西式火腿产量较大,包括方火腿、圆火腿、培根等。它是精瘦肉经过腌制、熏干和煮制加工成的产品,其中也加入磷酸盐、硝酸盐、亚硝酸盐、调味料等。西式火腿的水分含量在 70% 以上,蛋白质含量为 16% ,脂肪含量为 5% 左右。与肉肠相比,火腿的蛋白质含量高而脂肪含量低,其能量值也低于肉肠,适合控制体重和减少脂肪摄入量的消费者食用。中式火腿的蛋白质含量与西式火腿相当,然而其脂肪含量较高,可达25%以上。中式火腿的生产工艺中除盐渍之外还需经过发酵,其中蛋白质和脂肪发生降解,形成特殊的芳香气味和鲜味。发酵也使得产品中B族维生素的含量增高。例如,100克金华火腿中含维生素 B_1 达0.51毫克,维生素 B_2 为0.18毫克。

(3)肉松:肉松的原料是精瘦肉,经过蒸煮、炒制之后得到的干燥产品。其水分含量在20%以下,可以在室温下较长期保存。太仓肉松在制作中除去了部分脂肪,肉纤维松散,其脂肪含量仅为8%,而福建肉松在制作中添加猪油,肉松结成柔软的团粒,其脂肪含量在25%以上。肉松中的蛋白质在加工过程中得到了浓缩,含量为25%~40%。在炒制中,肉中的矿物质得到了浓缩,维生素有一定损失,但因水分减少,其最后含量与原料肉差异不大。

由于肉松容易保存和携带,食用方便,所以适合作为蛋白质的临时补充来源。早餐时、外出旅行时食用少量肉松,可以提高膳食的营养质量。

3.禽肉的营养价值

禽肉通常指鸡、鸭、鹅肉,有时也包括鸽肉和鹌鹑肉等,其营养特点与畜肉相近。

(1)蛋白质

禽肉蛋白质的含量及氨基酸组成与畜肉相似,含氮浸出物的含量高于畜肉,这就是禽肉味道比畜肉鲜美的原因之一。

(2)脂类

禽肉中脂肪含量差别较大,鸡肉含脂肪2%~2.5%,鸭肉约为7.5%,鹅肉约为10.8%;而肥的鸭、鹅含脂肪高达40%~50%。禽类的内脏含胆固醇也较高,如鸡肝、鸭肝含胆固醇达400~500mg/100g。

(3)维生素

禽肉中维生素的含量也与畜肉相似,但鸡胸脯肉中尼克酸含量为11.6mg/100g,高于畜肉。禽肉含维生素E约为0.67~1.98mg/100g,由于维生素E具有抗氧化作用,故禽肉在-18度下冷藏一年不会酸败。鸡肝中维生素A的含量约为15270ug/100g,比畜类肝脏高得多,是夜盲症患者最理想的食疗食品。

(4)无机盐

鸡肉中钙的含量与猪肉相当(11~13mg/100g),铁的含量为1.5~2.0mg/100g,比畜肉略高,而鸡肝中含铁8.2mg/100g,鸡血含铁37.8mg/100mg,都是以血色素铁的形式存在,易被人体消化吸收,是铁的重要食物来源。

二、蛋类的营养价值

蛋类包括鸡蛋、鸭蛋、鹅蛋、鹌鹑蛋等,一般以鸡蛋为主。各种蛋类的结构都很近似,主要由蛋壳、蛋白和蛋黄三部分组成。

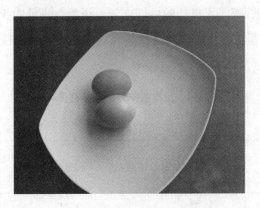

图2-8　鸡蛋

蛋壳:蛋壳质量占全蛋总质量的11%左右,蛋壳质量的96%为碳酸钙,其余成分为碳酸镁和蛋白质。

蛋白:蛋白又称蛋清,约占全蛋总质量的58%,它包括两部分,外层为中等黏度的稀薄蛋白,内层为包围在蛋黄周围的胶质冻样的浓厚蛋白。

蛋黄:蛋黄质量占全蛋总质量的31%左右,由两条系带固定在蛋的中央,蛋黄呈黄色是由于含有叶黄素的缘故。

各种蛋类的结构和营养特点是一致的,下面进行简要分析。

1. 蛋白质

蛋类中蛋白质的含量为13%~15%,分子中的必需氨基酸组成非常接近人体需要,生物价在94以上,是已知天然食物中最理想的。

2. 脂类

蛋类中脂类的含量约为11%~15%,几乎全部存在于蛋黄中。由于颗粒细小,故极易被消化吸收。蛋黄的脂类中约含卵磷脂15%,胆固醇5%,即一个鸡蛋约含卵磷脂600mg,胆固醇200~300mg,由于卵磷脂的强乳化作用可协助胆固醇代谢,所以不能单纯以蛋黄中胆固醇的含量来考虑蛋类对心血管等疾病的影响,而应全面考虑其营养价值。

3. 维生素

蛋类的维生素集中在蛋黄内,其中维生素A、维生素D和维生素B_2含量丰富,维生素 B$_1$ 和尼克酸含量相对较少。生蛋清中含抗生物素蛋白和抗胰蛋白酶,能妨碍生物素的吸收和蛋白质的消化,所以单从营养学角度分析,生食或食用半生不熟的蛋类都是不科学的,不宜提倡。

4.无机盐

蛋类也是钙、磷、铁、锌等无机盐的良好来源。蛋类含钙约为 55~65mg/100g,含铁约为 7.2mg/100g。由于蛋黄食用方便而且铁吸收后完全被利用,所以蛋黄是婴幼儿补铁的理想食品。

表 2-4 蛋类各部分的主要营养成分

%

营养素 \ 组成部分	全蛋可食部分	蛋清	蛋黄
水分	75	87	50
蛋白质	13~15	10~12	15~17
脂肪	11~15	微量	33
无机盐	1	0.6	1.7

除鲜蛋外还有一些蛋制品,如咸蛋、松花蛋、糟蛋、醋蛋等,其营养价值与鲜蛋基本一致,只是由于加工方法不同,所以又各自具有一些特点。咸蛋的钠盐含量高,故高血压和肾病患者不宜多食。松花蛋在制作过程中加碱,因此,蛋中的 B 族维生素被破坏,若加工过程中加入了黄丹粉,则铅含量易超标,故不宜多食。糟蛋由于其工艺特点使钙含量比鲜蛋高 40 倍,故具有重要的营养意义。

三、奶类的营养价值

奶类食品主要包括牛奶、羊奶、马奶等。牛奶是人们最普遍食用的奶类食品。奶类的营养价值受动物品种、饲养方法、季节变化、挤奶时间、运输和储存方式等因素的影响较大。

1.奶类营养素含量

(1)蛋白质

鲜奶含蛋白质约3.5%,分子中含有人体需要的各种氨基酸,是一种优质蛋白质。由于牛奶的蛋白质含量约是人乳汁的 2 倍,所以用牛奶喂婴儿时,应加水或米汤稀释,以适应其消化吸收的能力。

(2)脂类

牛奶的脂类与人乳相近,含量约为 3.4% ~3.8%,而且以乳糜化的小颗粒形式均匀地分布在乳汁中,易被消化吸收。

(3)乳糖

牛奶中乳糖含量约为 4.6%,约是人乳的一半,所以饮牛奶时可适量加糖。奶中的乳糖对促进肠胃蠕动和消化液的分泌以及钙的吸收等都有重要作用。

(4)无机盐

牛奶中无机盐的含量约为 0.7% ~0.75%,主要有钙、磷、镁、钾、硫等。钙的含量约为 120~125mg/100g,且吸收和利用率较高,能满足婴幼儿生长发育的需要。但铁含量较低,约为 0.2mg/100g,故牛奶属于高钙低铁食品。因此,用牛奶喂养满 4 个月的婴儿时,应适当补充含铁丰富的食品,如肉末、肝泥、蛋黄等。

(5)维生素

牛奶中含有多种维生素,尤其是在有青饲料的放牧季节,牛奶中的维生素 A、维生素 D、维生素 B$_2$、维生素 C 的含量特别丰富,也含有一定量的其他维生素。应注意的是,奶中的维生素 B$_2$ 多为游离型,日光照射会将其破坏,因此,奶类应避光存放。

奶类食品除鲜奶外还有奶酪、奶粉、豆奶粉、花生奶粉、咖啡奶、酸奶等奶制品,其营养价值一般要高于鲜奶,尤其是强化了铁和某些维生素的奶制品应提倡饮用。酸奶是一种重要的奶类制品,是鲜奶经乳酸菌等有益菌发酵而成,其营养价值略高于鲜奶,因微生物的发酵作用使酸奶中的蛋白质、B 族维生素均有增加,产生的乳酸不仅有利于消化吸收,而且还能抑制肠道中有害菌的生长。同时还避免了饮用鲜奶易发生肠胀气的缺点,所以饮用酸奶比鲜奶更好。

2. 奶制品的营养价值

鲜奶经过加工,可制成许多产品,主要包括炼乳、奶粉、调制奶粉、奶油和奶酪等。

(1)消毒鲜奶

是鲜牛奶经过过滤、加热杀菌后,分装出售的饮用奶,其营养价值与鲜牛奶差别不大。市售消毒牛奶常强化维生素 D 等。

(2)奶粉

根据食用要求又分为全脂奶粉、脱脂奶粉、调制奶粉。

全脂奶粉:鲜奶消毒后,除去 70% ~80% 的水分,采用喷雾干燥法,将奶粉制成雾状微粒。这种奶粉溶解性好,对蛋白质的性质、奶的色香味及其他营养成分影响很小。

脱脂奶粉:生产工艺与全脂奶粉基本相同,但原料奶经过脱脂的过程,使脂溶性维生素损失。此种奶粉适合于腹泻的婴儿及要求少油膳食的患者。

调制奶粉:又称人乳化奶粉,该奶粉是以牛奶为基础,按照人乳组成的模式和特点,加以调制而成,使各种营养成分的含量、种类、比例接近母乳。如改变牛奶中酪蛋白的含量和酪蛋白与乳清蛋白的比例,补充乳糖的不足,以适当比例强化维生素 A、D、B1、C、叶酸和微量元素等。

(3)酸奶

酸奶是将鲜奶加热消毒后接种嗜酸乳酸菌,在 30℃ 左右环境中培养,经 4 ~6 小时发酵制成。该制品营养丰富,容易消化吸收,还可刺激胃酸分泌。乳酸菌在肠道繁殖,可抑制一些腐败菌的繁殖,调整肠道菌丛,防止腐败胺类对人体产生不利的影响。此外,牛奶中的乳糖已被发酵成乳酸,对"乳糖不耐受症"的人,不会出现腹痛、腹泻的现象。因此,酸奶是适宜消化道功能不良、婴幼儿和老年人食用的食品。

四、水产品的营养价值

1.鱼类的营养价值

(1)蛋白质

鱼类含蛋白质约为 15% ,其氨基酸组成与肉类相似,尤其蛋氨酸、苏氨酸和赖氨酸较多,也是谷类食物理想的互补食品。并且鱼类肌纤维较短,结构较疏松,水分含量多,容易被人体消化吸收,是蛋白质的理想来源。

(2)脂类

鱼类中脂类的含量约为 1% ~10% ,但鳊鱼、鲥鱼的含量较多,分别约为 15% 和 17% 。由于不饱和脂肪酸含量多,熔点低,故消化吸收率高,尤其鱼油中的 DHA 有健脑和预防动脉硬化等作用,再加上鱼肉中胆固醇含量较低,仅约为 60 ~114mg/100g,所以,鱼类是我们膳食中的理想食品。

(3)无机盐

鱼类中无机盐含量约为 1% ~2% ,主要为钙、磷、铁、锌、铜、碘等,淡水鱼类含碘约为 5 ~40ug/100g,海产鱼类含碘约为 50 ~100ug/100g,是畜禽肉类的 10 ~15 倍。因此,鱼类是治疗碘缺乏症的理想食物。

（4）维生素

鱼肉是维生素 B_1、维生素 B_2、尼克酸的良好来源,但所含的维生素 B_1 易被鱼肉中的酶分解,离水时间越长破坏越多,所以应尽量及时烹制,缩短存放时间,以减少其损失。鱼内脏中富含维生素 A、维生素 D、维生素 B_2 等,鱼肝中含有大量的维生素 A 和维生素 D,所以鱼肝也是医药工业制作维生素 A 和维生素 D 制剂的重要原料。因此,从某种意义上说,食用带内脏的小鱼所获得的营养价值要高于只食用大鱼的鱼肉。

2.虾、蟹、贝类的营养特点

虾、蟹、贝类在江、河、湖、海中都有分布,种类繁多,常见的有对虾、海蟹、河蟹、牡蛎、扇贝、贻贝、蛤蜊、乌贼、鲍鱼等,属于营养价值和价格都较高的一类烹饪原料。

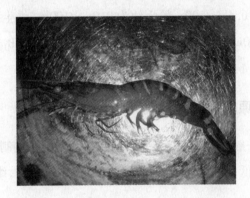

图2-9 虾

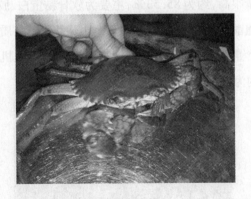

图2-10 蟹

（1）蛋白质

虾、蟹、贝类中蛋白质的含量一般为 15% ~20%,如对虾含蛋白质约为 20.6%,河蟹含蛋白质约为15.7%，扇贝含蛋白质约为14.8%。虾、蟹、贝类蛋白质分子中的氨基酸组成较全面，属于优质蛋白质。

（2）脂类

虾、蟹、贝类中脂类的平均含量为1%～3%，分子中多为不饱和脂肪酸，如对虾脂肪中含不饱和脂肪酸约60%，与鱼类相似，脂肪呈液态，易被人体消化吸收。

（3）无机盐

虾、蟹、贝类富含钙、铁、磷、钾、碘、锌、铜等元素，是多种无机盐的理想来源。

（4）维生素

虾、蟹、贝类是维生素 B_2 的良好来源，如海蟹中的含量约为0.5mg/100g、河蟹约为0.7mg/100g、田螺约为0.4mg/100g、蛤蜊约为0.9mg/100g。维生素 A 含量也很丰富，如河蟹肉中含量约为5960ug/100g。由于贝类常食能合成维生素 B_{12} 的微生物，所以其维生素 B_{12} 的含量也较高。

五、动物性干货原料的营养价值

动物性干货原料一般都有以下特点：蛋白质含量高，但有些制品的利用率低，且大多为胶原蛋白；脂肪含量低，不含胆固醇或含量很低；干制过程中，维生素、脂肪、无机盐等都有不同程度的损失。

1. 鱼翅

鱼翅中蛋白质含量很高，约为85.53%，主要为软骨黏蛋白、胶原蛋白和弹性蛋白，其氨基酸组成中缺少色氨酸、胱氨酸、酪氨酸，是一类不完全蛋白质，不易被人体消化吸收和利用。鱼翅中脂肪含量很低，约为0.3%，糖类约为0.2%，无机盐约为2.24%，其中钙约为146mg/100g，磷约为194mg/100g，铁约为15.2mg/100g。

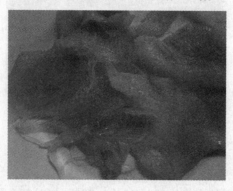

图 2-11 鱼翅

2. 海参

每 100g 干海参中约含蛋白质 50.2g,脂肪 4.8g,糖类 4.5g,维生素 A 39ug,钙 357mg,铁 9.0mg,锌 2.24mg,磷 94mg,硒 150ug,还含有一些游离氨基酸和其他维生素等。因此,海参是一种高蛋白、高硒、低脂肪、低胆固醇食品,由于它的生长周期长,生活习惯特殊,使其具有一定的食疗价值,尤其对高血压、冠心病、肝炎、贫血等病人有益。

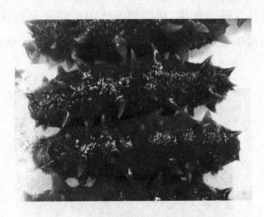

图 2 – 12　海参

3. 干贝

干贝是由扇贝的闭壳肌制成的干制品,每 100g 制品中约含蛋白质 63.7%,脂肪 3%,糖类 15%,无机盐 5%（其中以磷为主,钙、铁较少）。由于干贝含有少量的琥珀酸钠,所以具有特殊的鲜美滋味,有很好的促进食欲的作用。

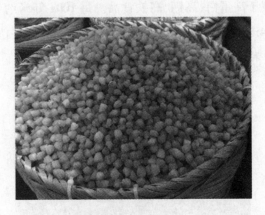

图 2 – 13　干贝

4.淡菜

淡菜是贻贝的熟干制品,也是一种高硒食品。每100g制品中的营养素含量分别约为蛋白质47.8g,脂肪9.3g,糖类20.1g,钙157mg,铁12.5mg,锌6.71mg,硒120.47ug,磷454mg,维生素A 36ug,维生素 B_2 0.46mg 等。所以说淡菜是一种营养价值较高的食品,并由于其硒含量丰富,故对内陆缺硒地区的居民具有特殊的营养意义。另外,硒对黄曲霉毒素 B_1 等致癌物质具有破坏作用,还能抑制体内主要致癌和衰老物质——自由基的生长,提高免疫系统的抵抗能力等,而且由于其经济价格较低,所以日常膳食中可适当选用。

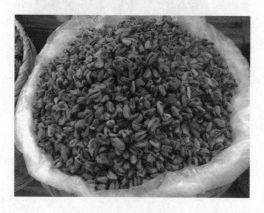

图2-14 淡菜

5.虾米

虾米即干虾仁,属于高蛋白、高钙、高铁食品。每100g 虾米约含蛋白质47.6g、脂肪2.6g、钙882mg、磷614mg、铁11mg,含 B 族维生素较少。虾仁蛋白质的氨基酸组成合理,属于完全蛋白质,是一种高营养价值的食品。

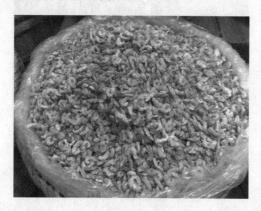

图2-15 虾米

6. 虾皮

虾皮是小虾制熟后干制而成的,每 100g 虾皮中约含蛋白质 39.3g,脂肪 3.0g,糖类 8.6g,钙 2000mg,磷 1005mg,铁 5.5mg,硒 74.43ug,维生素 B_1 0.03mg,维生素 B_2 0.07mg,尼克酸 2.5mg。因此,可认为虾皮是一种价格低、营养价值高的食品,其所含的钙对人体具有非常重要的营养意义。

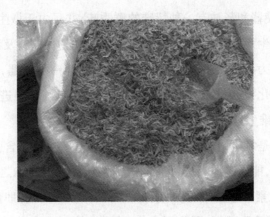

图 2-16 虾皮

7. 蹄筋

蹄筋是猪、牛、羊等动物四肢韧带的干制品,其蛋白质含量约为 75.1%,脂肪约为 1.8%,糖类约为 2%。蹄筋为动物的结缔组织,所含的蛋白质主要是胶原蛋白,属于不完全蛋白质,消化率和利用率比肌肉中的蛋白质要低,故蹄筋蛋白质的营养价值较低。

第四节 加工性烹饪原料的营养价值

一、食用油脂和调味品的营养价值

1. 食用油脂的营养价值

食用油脂依其来源分为动物脂肪和植物油两类。前者包括动物体脂、乳脂和鱼类脂肪;后者包括豆油、菜籽油、花生油、芝麻油、玉米油、棉籽油等。

食用油脂主要含有甘油三酯,而且还有少量的游离脂肪酸、磷脂、固醇类及脂溶性维生素 A、维生素 D、维生素 E 和胡萝卜素等。食用油脂是人体热能、必需脂肪酸和脂溶性维生素的重要来源,通常认为植物油的营养价值高于动物脂肪。

2.调味品的营养价值

调味品能调解和改善食品的味感和嗅感,对食品的色、香、味、形等感官性状的形成有重要作用。与人们饮食密切相关的调味品,主要有酱、酱油、食醋、食盐、味精、料酒等。

酱和酱油主要以大豆、小麦为原料,利用微生物发酵酿造而成。在发酵过程中通过微生物的酶解作用,使酱和酱油有一种特殊的鲜香味,并且由于微生物的发酵作用,还产生出原料中没有的维生素 B_{12}(维生素 B_{12} 一般存在于动物性原料及海藻中)。

食醋是以粮食等为原料,经醋酸菌发酵而成。烹饪中加入醋,可改善口味,促进食欲,帮助消化;还可软化植物纤维,溶解动物性食品中的骨质,促进钙、磷、铁的吸收;同时,还利于维生素 C、维生素 B_1、维生素 B_2 等成分的吸收。

食盐的主要成分是氯化钠。目前烹饪中使用的食盐,主要是含强化碘的加碘盐。食盐溶液渗透能力很强,能提出原料中固有的鲜味物质,故有"百味之王"的美称。加碘盐是人体中钠、氯、碘元素的主要来源,一般每人每天摄入 5~10g 即可满足需要。如果机体长期缺盐,就会引发食欲不振、消化不良、四肢无力等不适症状,但长期摄入过量的盐,又会诱发高血压等疾病。一般情况下,大多数人易出现盐过量,所以我们提倡尽量淡食。

味精的化学名称叫谷氨酸钠,是由蛋白质水解或以淀粉为原料利用微生物发酵而成的。味精易溶于水、味道鲜美,尤其在弱酸溶液中具有强烈的肉鲜味。因此,味精能改善食品口感,从而增强食欲。

二、其他加工性食品的营养价值

1.酒类的营养价值

根据酒精的含量,酒可以分为低度酒、中度酒和高度酒。一般认为,酒精浓度低于20%的为低度酒,20%~40%的为中度酒,高于40%的为高度酒。

(1)啤酒

啤酒是由大麦芽和谷物经过酵母发酵制成的含乙醇材料,其乙醇含量2%~3%,水分含量为85%~90%。发酵过程中要添加啤酒花以提供特殊的香味和苦味,发酵后充入少量的二氧化碳。

啤酒中保存了发酵液中的绝大部分养分,包括少量 B 族维生素和矿物质,矿物质中含钾较高。每100克啤酒中含有 125~167 千焦(30~40 千卡)的能量,与甜饮料相当。由于人们饮用啤酒的数量通常较大,啤酒可以为人体提供一定量的钾、钠和镁等,但也很容易造成能量过剩的问题。啤酒中虽然含有相当数量的维生素 B_1，但因为啤酒中的乙醇代谢中需要较多的维生素 B_1，因而它不是膳食中维生素 B_1 的补充来源。

（2）果酒

果酒是水果发酵而成的含乙醇饮料，葡萄酒是其代表，也包括苹果酒、山楂酒、枣酒、柿子酒等。水果中含有一定量的糖分，经过酵母发酵之后转化为乙醇。水果中的矿物质和维生素可保留在果酒中。由于苹果、梨、山楂等水果糖分含量低，发酵后的酒度在 10 度以下，不能长期保存，因此需要额外添加少量乙醇，将酒度调到 14～16 度，同时加入蔗糖。其糖度通常在 15%～25%。

葡萄酒的发酵中也需添加少量糖分。每 100 克含糖葡萄酒的能量含量为 502～669 千焦（120～160 千卡），干葡萄酒中除去了大部分糖分，因此能量含量较低，约为每 100 克 251～376 千焦（60～90 千卡）。其中含有少量 B 族维生素和极少量的矿物质。葡萄酒中浸出少量葡萄皮中所含酚类物质，对人体具有一定的益处，如抗氧化、抗病毒作用等，红葡萄酒中的含量高于白葡萄酒。欧洲国家传统认为，葡萄酒具有开胃作用，并能促进矿物质的吸收。近来发现，每天饮用少量葡萄酒（2～3 小杯）可以降低心血管疾病的发病机会，但大量饮用时（4 杯以上）反而会提高发病率。

（3）黄酒

黄酒以酒的颜色命名，是我国最古老的一种饮料酒。酒中除酒精和水外，还含有麦芽糖、葡萄糖、蛋白质、氨基酸、有机酸、无机盐等。所以，黄酒也是营养价值较高的一种饮料。

（4）白酒

白酒属于蒸馏酒，大多数是粮食发酵之后经过蒸馏获得的含乙醇液体再经过勾兑制成。蒸馏所得液体中，酿酒原料中的营养素均被除去，只剩下乙醇和水。白酒的乙醇含量为 30%～70%，其中几乎不含蛋白质、脂肪和维生素，有的含有极微量的矿物质。

白酒中几乎不含有营养素，而乙醇本身含有较高能量，每克乙醇在体内氧化后放出 29 千焦（7 千卡）能量，含乙醇 56% 的白酒 100 克（125 毫升）可产生能量 1422 千焦（340 千卡），相当于吃一个 100 克面粉制作的馒头。这就是喝酒后人感到饱的原因。因此，白酒与碳酸饮料并称为"纯能量食品"。饮酒者从乙醇中获得能量，意味着他们没有足够的机会从其他食物中获得营养素。经常大量饮用白酒者多发生营养不良，其中 B 族维生素和锌的缺乏尤其突出。乙醇在人体内代谢非常需要 B 族维生素特别是维生素 B_1 的参与。如果注意补充维生素和矿物质，可以在一定程度上减轻饮酒对身体的危害。

乙醇本身属于有毒物质,醉酒既为乙醇中毒的表现。长期大量饮用白酒可造成胃、肝、心脏和神经系统的损害。

2.饮料的营养价值

不含酒精的饮料称为软饮料,主要有碳酸饮料、矿泉饮料、茶类饮料、咖啡饮料、蛋白饮料、果蔬汁饮料、发酵饮料、保健饮料等。

(1)碳酸饮料

碳酸饮料指的是在液体中充入二氧化碳气的不含乙醇的各种甜饮料。它们的风味多样,品种繁多,其共同特点是给人以清凉感,这是因为二氧化碳气接触人体口腔和消化道之后受热挥发刺激消化道排出气体,从而带走了一部分热量的缘故。

碳酸饮料中含糖10%以上,因此具有一定热量。例如,每100毫升可乐中含能量150.5千焦(36千卡),一听335毫升装的可乐中含能量510焦(122千卡),而一个煮鸡蛋仅含能量393千焦(94千卡)。例如,一瓶1.25升的大瓶可乐中含糖量达131克,其能量相当于156克大米。

碳酸饮料中通常添加天然或合成香精、色素、磷酸盐、甜味剂、酸味剂等多种食品添加剂,以制造出诱人的风味和口感。可乐饮料中含有香料油和咖啡因。除去能量之外,碳酸饮料中含有极少量的钙、磷、钠等矿物质,但不含维生素和铁、锌、铜等微量元素。因此,碳酸饮料的主要作用是提供水分,但它是营养素密度极低的食品,不宜大量饮用,以免影响其他食物的摄入。

(2)饮用矿泉水

饮用矿泉水是由天然矿泉水加工而成,含有人体需要的多种微量元素。

(3)茶类饮料

茶类饮料是我国人民最早饮用的一种饮料,其口感与茶叶的产地、季节、品种、规格有很大关系。茶是用植物嫩叶经炒制或发酵之后的干叶冲泡的饮料,其中含有叶子中的浸出物质,包括多种维生素和矿物质。茶叶中含有丰富的糖类、蛋白质、胡萝卜素、钾、钙、铁、锰、锌、硒等,并含有一定数量的维生素C。经冲泡之后,茶叶中的绝大部分维生素C、部分矿物质、少量蛋白质和糖类等营养成分溶入茶汁中,可以帮助人体补充维生素和矿物质。

与市售的多种甜饮料相比,茶是一种健康饮料。茶水中所含的能量极低,大量饮用没有使人增加体重的危险。茶的祛暑、解渴、除烦、提神作用更是任何甜饮料所难以比拟的。在疲劳和烦躁时,饮茶可使人神清气爽。据实验证明,夏季饮用一杯茶对降低体温的作用远胜过冰镇可乐和汽水。因此,应当培养青少年养成喝茶的习惯,在日常生活中少喝甜饮料。

茶叶的品种极其繁多,其风味各有特色,按照制作工艺划分,茶可分为青叶炒制后不经发酵的绿茶、半发酵的乌龙茶、发酵的红茶等类型。其中以绿茶中维生素保留量最高。例如,100 克绿茶中含维生素 C 约 19 毫克,维生素 B_2 0.35 毫克,烟酸 8.0 毫克。

在不同土壤和气候条件下栽培的茶叶中维生素和矿物质含量差异较大。例如,土壤中含硒丰富的地区所产茶叶含硒量高。此外,采摘叶片的时间和位置不同也有影响,嫩叶尖中所含矿物质和维生素的量较低,已展开的叶片则含量较高。茶叶中含有大量单宁类物质和多酚类物质。多酚类物质具有一定抗氧化作用,并可促进人体内污染物质和放射性元素的排出。单宁类物质具有收敛作用,可与铁和蛋白质结合,对它们的吸收有一定妨碍作用,因而贫血者不宜多饮茶。茶叶中所含咖啡因有兴奋提神的作用,并有一定利尿效果,故对此敏感者睡前不宜饮茶。茶叶用 80℃ ~90℃ 的水冲泡最为适宜。温度过高易破坏维生素 C 和茶香气,温度过低则茶中成分不能充分溶解。冲泡后久放的茶中所含硝酸盐被细菌还原成为亚硝酸盐,对人体健康不利。

近来有人担心茶叶中含铅等重金属污染物,实际上茶叶的污染问题并不比其他农产品更严重,而且茶叶中富含膳食纤维,对重金属有结合作用,因而短时间的冲泡并不会溶出茶叶中的重金属成分,可以放心饮用。

目前市售茶饮料有的是茶叶的浸提液,有些是由水、糖、有机酸等添加茶碱制成,并不含茶叶中的养分。速溶茶粉多是由茶汁浸提后净化、真空浓缩、喷雾干燥的产品。

(4)果汁和果汁饮料

果汁是水果榨成的汁,纯果汁中包含了水果中除膳食纤维之外的所有主要营养成分,维生素 C 在加工中有一定损失,但许多产品中强化了维生素 C,因而果汁仍可作为维生素 C 和矿物质的来源。浓缩果汁是果汁脱去部分水分的产品,饮用时应添加水稀释到原来的浓度。

在果汁当中,柑橘汁含有较丰富的维生素 C、胡萝卜素、铁和钙等营养素,是营养价值较高的品种。苹果、梨、桃、菠萝等水果本身含维生素不多,其果汁不能作为维生素的补充来源,但其中所含矿物质和有机酸对人体仍然具有益处。果汁中含糖分达 10% 以上,因此糖尿病患者不应饮用果汁,需要控制体重者也不能无限制地喝果汁。

应注意的是,“果汁饮料”并非纯果汁,其中仅含 10% 纯果汁,90% 的成分是水、香精、精制糖、增稠剂等;而“果味饮料”纯为人工调配的饮料,几乎不含任何果汁成分,因而它们的营养价值与纯果汁不可相提并论。

(5)乳饮料

乳饮料是由奶粉、牛奶或发酵奶加水、蔗糖、香精、有机酸、增稠剂等,经过杀菌处理之后的饮料,其中牛奶含量约30%,蛋白质含量为1%,其他营养素含量则依产品种类不同而异。

乳饮料可以分为经过发酵的乳酸菌饮料和不经过发酵的乳饮料两类。发酵乳酸菌饮料中的蛋白质容易消化吸收,并含有对人体有益的乳酸菌,其酸味主要来源于发酵产生的乳酸,有利于矿物质的吸收。这类产品中有的经过杀菌,有的保存活的乳酸菌。一般认为,产品中的活乳酸菌含量越高,其保健作用越好。

不发酵的乳饮料包括各种果奶、巧克力奶、咖啡奶等,它们多用奶粉调配,工艺比乳酸菌饮料简单。有些不发酵乳饮料为酸性,其酸味由乳酸等有机酸调配而成。它们被称为"乳酸饮料",但是没有乳酸菌和酸奶的保健作用,应与"乳酸菌饮料"相区别。其营养价值大致是纯牛奶的1/3。一些不发酵乳饮料中添加了少量碳酸钙或乳酸钙、维生素A、维生素D等,但其钙和多种维生素的含量仍然低于鲜牛奶。

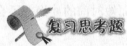 复习思考题

1. 名词解释

(1)食物的营养价值　　　　　　　(2)含氮浸出物

2. 填空题

(1)制汤时加热水解会使氨基酸、肌酸、脂肪酸等溶出,这些物质统称为_____。

(2)海参是一种_____、_____、_____、_____的食物。

(3)食用油脂来源分为_____和_____两类。

3. 选择题

(1)从营养和感官的角度分析,下列食品中较理想的一种是_____。

A. 精面粉馒头　　B.标准粉馒头　　C.全麦粉馒头　　　　D.精面粉面条

(2)从获得钙、铁等营养素的角度分析,营养价值较高的一种食品是_____。

A. 牛奶　　　　　B.豆浆　　　　　C.豆奶　　　　　　　D.藕粉

(3)下列甜味品中,_____的营养价值最高。

A. 蔗糖　　　　　B.糖精　　　　　C.蜂蜜　　　　　　　D.麦芽糖

（4）海带中含量最多的是_____。

A. 铁　　　　　B. 糖　　　　　C. 碘　　　　　D. 磷

4. 判断题

（1）鱼肉中胆固醇的含量较低,因此,是治疗碘缺乏症的理想食物。　　　　（　　）

（2）生吃胡萝卜的营养价值最高。　　　　（　　）

（3）在自然界,任何食物都不能含有人体所需的所有营养素。　　　　（　　）

5. 问答题

（1）简单说明谷类的营养价值。

（2）简单说明豆类的营养价值。

（3）简单说明蔬菜和水果的营养价值。

（4）简单说明禽肉的营养价值。

（5）简单说明奶类的营养价值。

（6）简单说明蛋类的营养价值。

（7）简单说明水产品的营养价值。

（8）哪几种因素可影响食物的营养价值?

6. 分析题

（1）有酸味苹果一定是呈酸性食品,这种说法对吗? 为什么?

（2）大鱼大虾的营养价值一定比小鱼小虾高,这种说法对吗? 试分析之。

（3）有的人说酒对人体一点益处没有,故总是克制自己从不沾酒;而有的人则认为酒对人体很重要,因此,只要饮酒几乎都是开怀畅饮,一醉方休。这两种观点对不对? 你对酒是怎么样认识的?

7. 案例分析

几个人外出开会,在火车上吃中餐时,每个人吃两个鸡蛋、一个面包、一杯热牛奶和一些小咸菜等,大家都吃得津津有味,一般都吃下了各自的一份。但有一位很健康的30多岁的男士把两个蛋黄丢弃了。问其原因时,他说胆固醇太多了,并说自从几年前听说鸡蛋黄中胆固醇含量较高以后,就再也不吃蛋黄了。你怎么样评价他的观点和做法?

第三章 平衡膳食与营养食谱设计

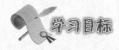学习目标

1. 了解平衡膳食的概念、意义及特殊人群的营养与膳食。

2. 掌握膳食指南及平衡膳食宝塔的内容。

3. 掌握营养食谱的设计、膳食营养核算的方法及营养干预的措施。

第一节 平衡膳食

一、平衡膳食的概念及意义

为了维持人体的正常新陈代谢,保持身体健康,必须通过正确的膳食为其提供各种符合要求的营养素。任何偏食、挑食等情况,都会影响到人体健康。因此,必须做到平衡膳食,合理营养。

1. 平衡膳食:又称合理膳食或健康膳食,是根据人体的营养需要,为人体提供足够数量的热能和恰当比例的各类营养素,保持人体的新陈代谢供需平衡膳食的需要,而通过合理的膳食制度、合理的食谱编制以及合理的选料、加工、烹调等过程组成的符合卫生要求、达到合理营养目标、品种多样化的膳食。

平衡膳食是通过膳食人群的食物组成及个人每日、每月、每年实际摄入的食物来实现的。保证平衡膳食营养、卫生、易于消化吸收,是维持机体良好营养健康状态,改善亚健康状态的首要条件。

2. 合理营养:是指为了能够满足人体生长发育和各种生理需要,以及劳动强度和生活环境的需要,并且在各种营养素间建立起营养生理上的平衡关系,平衡膳食所提供的能量和全部营养素的数量。

饮食的最终目的是达到合理营养,满足机体正常代谢的需要,讲究营养的核心是合

理,要想得到合理的膳食营养,就必须对膳食进行合理的调配,制定合理的膳食制度,并采取科学的烹调方法,避免由于膳食构成的比例失调而导致某些营养素摄入过多或不足,避免在烹调中产生有害物质给人体造成不良影响。

二、膳食指南及平衡膳食宝塔

1. 膳食指南

膳食指南又称膳食指导方针或膳食目标,是根据营养学原则,结合国情制定的,教育国民采用平衡膳食,合理摄取营养素,提高健康水平的一种指导性建议。

我国有《中国居民膳食指南》和《特定人群膳食指南》,它们对指导人民采用平衡膳食,获取合理营养和促进身体健康提出了指导性的建议。1997 年 4 月中国营养学会根据中国膳食存在的具体问题,修正了《中国居民膳食指南》,其内容用简明通俗的语言可概括成八点。

(1)食物多样,谷类为主

人类的食物是多种多样的,各种食物所含的营养成分不完全相同。除母乳外,任何一种天然食物都不能提供人体所需的全部营养素。平衡膳食必须由多种食物组成才能满足人体对各种营养的需要,达到合理营养、促进健康的目的。营养学家把居民食用的食物分成 5 类。

①谷类及薯类:谷类包括米、面、杂粮,薯类包括马铃薯、甘薯、木薯等,主要提供碳水化合物、蛋白质、膳食纤维和 B 族维生素。

②动物性食物:包括肉、禽、鱼、蛋、奶等,主要提供蛋白质、脂肪、矿物质、维生素 A 和 B 族维生素。

③豆类及其制品:包括大豆和其他豆类,主要提供蛋白质、脂肪、膳食纤维、矿物质和 B 族维生素。

④蔬菜水果类:包括鲜豆、根茎、叶菜、茄果等,主要提供膳食纤维、矿物质、维生素 C 和胡萝卜素。

⑤纯热能食物:包括动植物油、淀粉、糖和酒类,主要提供能量。植物油还可以提供维生素 E 和必需脂肪酸。

各类食物所含营养素均不相同,只有合理搭配,才能保证全面营养。谷类食物是中国传统膳食的主体,但随着经济发展,人们生活水平的提高,人们倾向于食用更多的动物性食物。这种膳食提供的能量和脂肪过高,而膳食纤维过低,对一些慢性病的预防不利。

另外要注意粗细搭配,经常吃一些粗粮、杂粮等。稻米、小麦不要碾磨太精,否则造成谷粒表层所含的维生素、矿物质等营养素和膳食纤维大部分流失到糠麸之中。

(2)多吃蔬菜、水果和薯类

蔬菜和水果含有丰富的维生素、矿物质和膳食纤维。

蔬菜的种类繁多,包括植物的叶、茎、花薹,茄果、鲜豆、食用蕈藻等,不同品种所含营养成分不尽相同,甚至相差很大。红、黄、绿等深色蔬菜中维生素含量超过浅色蔬菜和一般水果,它们是胡萝卜素、维生素 B_2、维生素 C、叶酸、矿物质(钙、磷、钾、镁、铁)、膳食纤维和天然抗氧化物的主要或重要来源。

有些水果中维生素及一些微量元素的含量不如新鲜蔬菜,但一些水果中含有的葡萄糖、果糖、柠檬酸、苹果酸、果胶等物质又比蔬菜丰富。

红、黄色水果如鲜枣、柑橘、柿子和杏等是维生素 C 和胡萝卜素的极好来源。猕猴桃、刺梨、沙棘、黑加仑等也是维生素 C、胡萝卜素的丰富来源。

薯类含有丰富的淀粉、膳食纤维以及多种维生素和矿物质。

薯类是我国传统膳食的组成部分,随着人们生活水平的提高,薯类的消费量在不断减少,但薯类兼有谷类和蔬菜的双重好处,应当提倡多吃薯类。

含丰富蔬菜水果和薯类的膳食,对保护心血管健康、增强抗病能力、减少儿童发生干眼病的危险,以及预防某些癌症等方面有着十分重要的作用。

(3)常吃奶类、豆类及其制品

奶类除含丰富的优质蛋白质和维生素外,含钙量较高,且利用率也很高,是天然钙质的极好来源。

我国居民膳食提供的钙普遍偏低,平均只达到推荐供给量的一半左右。我国婴儿佝偻病的患者也较多,这和膳食中钙摄入不足有一定的关系。大量研究工作表明,给儿童、青年人补钙可以提高其骨密度,从而延缓骨质疏松发生;给老年人补钙也能减缓其骨质的丢失。因此,应大力促进奶类的生产和消费。

豆类及其制品含有丰富的优质蛋白、不饱和脂肪酸、钙及维生素 B_1、维生素 B_2、烟酸等。大豆中还含有丰富的赖氨酸,可弥补谷类食物中赖氨酸的不足,提高膳食蛋白质的营养价值。

为提高农村人口的蛋白质摄入量及防止城市中过多消费肉类带来的不利影响,应大力提倡豆类,特别是大豆及其制品的生产和消费。

(4)经常吃适量鱼、禽、蛋、瘦肉,少吃肥肉和荤油鱼、禽、蛋、瘦肉等动物性食物是优质蛋白质、脂溶性维生素和矿物质等的良好来源。

动物性蛋白质的氨基酸组成更适合人体需要,且赖氨酸含量较高,有利于补充植物性蛋白质中赖氨酸的不足。肉类中所含铁的利用率高;鱼类特别是海产鱼所含不饱和脂肪酸有降低血脂和防止血栓形成的作用;动物肝脏含维生素 A 极为丰富,还富含维生素 B_{12}、叶酸等,但有些脏器如脑、肾等含胆固醇相当高,对预防心血管系统疾病不利。

肥肉和荤油为高能量和高脂肪食物,摄入量过多会引起肥胖,并且是引发某些慢性疾病的危险因素,应当少吃。

目前,猪肉仍为我国人民的主要肉食,普通猪肉脂肪含量高,应发展瘦肉型猪。鸡、鱼、兔、牛肉等动物性食物含蛋白质较高,脂肪较低,产生的能量远低于猪肉。应大力提倡吃这些食物,适当减少猪肉的消费比例。

(5)食量与体力活动要平衡,保持适宜体重

进食量与体力活动是控制体重的两个主要因素。食物提供人体能量,体力活动消耗能量。如果进食量过大而活动量不足,则多余的能量就会在体内以脂肪形式积存而增加体重,久之发生肥胖;相反若食量不足,劳动或运动量过大,会由于能量不足引起消瘦,造成劳动力下降。所以,人们需要保持食量与能量消耗之间的平衡。

对于脑力劳动者和活动量较小的人应加强锻炼,开展适宜的运动,如快走、慢跑、游泳等。对于消瘦的儿童应增加食量和油脂的摄入,以维持正常生长发育和适宜体重。体重过高或过低都是不健康的表现,会造成抵抗力下降,易患某些疾病,如老年人的慢性病或儿童的传染病等。经常运动会增强心血管和呼吸系统的功能,保持良好的生理状态,提高工作效率,调节食欲,强壮骨骼,预防骨质疏松。

三餐食物能量的分配一定要合理。一般早、中、晚餐的能量以分别占总能量的30%、40%、30% 为宜。

(6)吃清淡少盐的膳食

吃清淡膳食有利于健康,即不要太油腻,不要太咸,不要有过多的动物性食物和油炸、烟熏食物。

目前,城市居民油脂的摄入量越来越高,这样不利于健康。我国居民食盐摄入量也偏高,平均摄入量是世界卫生组织建议值的二倍。流行病学调查表明,钠等摄入量与高血压发病呈正相关,因而食盐摄入量不宜过多。

世界卫生组织建议,每人每日食盐的使用量以不超过 6g 为宜,因此,太油腻,太咸或熏制、泡制的食品不宜多吃。钠的摄入量越高,高血压发病率也越高,因此,食盐不宜过

多食用。膳食中钠的来源除食盐外,还包括酱油、咸菜、味精等高钠食品,以及含钠的加工食品等,应从幼年就养成吃少盐膳食的习惯。

(7)饮酒应限量

白酒除供给人体能量外,不含其他营养素。

在节假日、喜庆和交际场合人们往往喜欢饮酒。无限制地饮酒,会使食欲下降,食物摄入量减少,以致发生多种营养素缺乏,严重时还会造成酒精性肝硬化。过量饮酒会增加患高血压、中风等疾病的危险,并导致交通事故及暴力事件的增加,对个人健康和社会安定危害极大。因此,白酒以少饮或不饮为佳。

(8)吃清洁卫生、不变质的食物

在选购食物时应当选择外观好,没有污泥、杂质,没有变色、变味并符合卫生标准的食物,严把"病从口入关"。进餐时要注意卫生条件,包括进餐环境、餐具和供餐者的健康卫生状况。集体用餐要提倡分餐制,减少疾病传染机会。

2. 平衡膳食宝塔

中国居民平衡膳食宝塔是中国营养学会根据中国居民膳食结构的现状而设计的。宝塔把平衡膳食的原则转化为各类食物的重量,向居民推荐了平均每天各类食物的摄入量。宝塔建议的各类食物的摄入量一般是指食物的生重,还应注意塔中各类食物的重量不是指某一食物的重量。

中国居民平衡膳食宝塔共分五层(见图3-1),包含我们每天应吃的主要食物种类。宝塔各层位置和面积不同,这在一定程度上反映出各类食物在膳食中的地位和应占的比重。

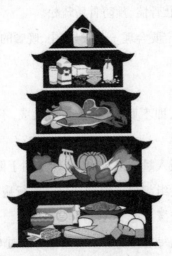

图3-1 中国居民膳食宝塔

（1）第一层（最底层）

代表谷类，是米、面和杂粮的总和，每人每天应吃 300～500g。

米面为主，其中搭配的杂粮每日总量不宜超过谷类总量的 1/3，它们是膳食中能量的主要来源。加工的谷类食品如面包、烙饼、切面等应折合成相当的面粉量来计算。

（2）第二层

代表蔬菜和水果，每天应吃 400～500g 的蔬菜和 100～200g 的水果。

要求三个品种以上，其中每日应当保证 1/2 的是深色蔬菜、叶菜和水果。蔬菜和水果是两类食物，各有优势，不能完全相互替换。尤其是儿童，不可只吃水果不吃蔬菜。蔬菜、水果的质量按市售鲜重计算。

（3）第三层

代表鱼、禽、肉、蛋等动物性食物，每天应吃 125～200g（其中鱼虾类 50g，畜禽肉 50～100g，蛋类 25～50g）。

鱼、虾及其他水产品含脂肪很低，有条件可以多吃一些；肉类包含畜肉、禽肉及内脏，质量是按屠宰清洗后的质量来计算的。蛋类的食用量以每天不超过一个为宜。

（4）第四层

代表奶类和豆类食物，每天应吃奶类及奶制品 100g 和豆类及豆制品 50g。

平衡膳食宝塔建议的 100g 按蛋白质和钙的质量分数来折算，约相当于鲜奶 200g 或奶粉 28g。豆类及豆制品包括许多品种，50g 是个平均值，可折算为大豆 40g 或豆腐干 80g 等。

（5）第五层（塔尖）

代表油脂类，每天食用量不超过 25g。

由于我国居民现在平均摄入食糖的量还不多，因此，平衡膳食宝塔并未建议食糖的摄入量。

三、我国膳食结构的特点

1.我国的膳食结构

我国目前的膳食结构属于以植物性食品为主，动物性食品为辅的膳食类型。由于我国人口众多，经济、文化发展不平衡，食物消费现状也存在相当大差异，即"营养不良和营养过剩同在，贫困病与富裕病并存"。虽然这样，我国居民长期以来形成的以粮为主，适量搭配一些肉类和一些蔬菜、水果的膳食结构，还将在今后较长时期内存在下去。

（1）优点：

①植物性食物为主，动物性食物为辅，荤素搭配，各种营养素的比例对成年人较为适宜。

②膳食纤维丰富，故降低了肠道疾病的发生。

（2）缺点：

①动物性食物和豆类性食物占比较低，使少数矿物质和维生素的供应量不足，如钙、铁、核黄素、维生素 A 等；虽然热能和蛋白质的供应量基本满足需求，但蛋白质的利用率不够理想。

②一些不科学、不文明的饮食习惯依然存在，如酒消费过多等。

③食物消费的不平衡问题突出，营养过剩与营养不良并存状况有加剧趋势。

2. 我国膳食结构的改进

我国地域广阔，人口众多，各地区生产力发展水平和经济状况不平衡，因此存在的问题也各有不同，需要针对不同的问题进行合理的调整与改善。对我国膳食结构应考虑以下几方面的改进。

（1）发扬我国膳食结构的好处

坚持我国传统膳食以谷类为主的特色，同时发展肉、蛋、奶和水产品的生产，增加动物性食品的消费量；开发利用植物蛋白质新资源，特别是大豆蛋白质，提高我国居民每日膳食蛋白质的基本质量。

（2）调整动物性食物结构

调整动物性食物结构，使食物品种多样化，增加乳、蛋、禽、鱼、海产品等，这是"以质补量"、优化内陆居民的膳食结构质量的重要措施。海产品、乳制品营养价值一般都高于或优于非海产品和豆类食物，对于那些经济条件好，或已达到小康水平的居民及家庭，应当把鲜活海产品、乳制品引入日常膳食和家庭餐桌上。

（3）开发具有特殊营养和生物功能作用的食品资源

让具有营养和食疗保健功能的食品，如魔芋类、乳酸菌等发酵类、菌类、蜂蜜类、花粉类等进入餐厅和家庭，提高我国膳食植物的营养和保健功能。

（4）针对特殊人群开发营养强化食品和保健食品

例如针对老年人、幼儿开发优质蛋白、富钙、富铁、富锌、富硒、富维生素 A 和维生素 D 等营养强化食品、母乳化食品；针对特殊人群开发宇航员食品、学生奶、学生营养餐等；针对病人开发降血糖、降血脂、降胆固醇、高膳食纤维的保健食品。

（5）开发野生动植物食品

这是近几年发展很快的种植业,又称"新特原料"。是把某些野生动植物变成家养、种植原料,这样即开发新食品,又挽救了某些稀有动植物,在国家政策允许范围内将他们变成美味佳肴,造福于人类。

（6）变废弃原料为新食品资源

将某些营养价值高、可以再利用的废弃原料,例如谷类加工中的米糠、麦麸、某些种子或果实等开发成胚芽食品或果肉食品。将骨、血、豆渣等废弃原料加工为新食品资源。

第二节　营养食谱设计

一、食谱编制的概念与目的

食谱编制:是指为了满足合理营养的需要,对膳食进行计划调配的方法。

食谱:是将一日或一周膳食中的各餐主、辅食品的名称、数量、烹调方法等内容列出的一种表格。

通过编制食谱可明显地反映出膳食质量的好坏及食物的配制是否符合平衡膳食的原则;指导采购人员合理采购烹饪原料并为成本核算提供依据;指导烹饪工作者充分利用烹饪原料,有计划地配膳并采取合理的烹调方法;引导用餐者合理进餐使其获得的热能和各类营养素都能适应生理需要。食谱可按日或周进行编制。

二、营养食谱设计的原则

食谱是将能达到合理营养的食物,科学地安排至每日各餐的膳食计划。营养食谱可以遵循以下原则。

1.满足用餐者对热能、营养素的全面需要,保证营养平衡

（1）膳食应满足人体对热能、营养素的全面需要

按照《中国居民膳食指南》的要求,食物中蛋白质、脂肪、维生素和各种矿物质的含量应满足机体的需求。食物搭配不仅品种要多样,而且数量要充足,膳食既要满足就餐者需要,又要防止过量。对于特殊人群,如儿童、青少年、孕妇和乳母,更应注意均衡营养。

（2）各营养素之间的比例要适宜

膳食中能量来源及其中各餐的分配比例要合理。要保证膳食蛋白质中优质蛋白质占适宜比例。要以植物油作为油脂的主要来源，同时还要保证碳水化合物的摄入和各矿物质之间配比要适当。

（3）食物搭配要合理

注意酸性食物与碱性食物的搭配，主食与副食、粗细粮、荤素等食物的搭配。

（4）膳食制度要合理

一般应定时、定量进餐，成人一日三餐，儿童和老人可以在三餐以外适当加些糕点。

2. 照顾饮食习惯，注意饭菜口味

进行食谱设计时既要使膳食多样化，又要照顾就餐者的膳食习惯，注重烹调方法，做到色、香、味、形俱佳。针对不同膳食人群的饮食习惯列出具体的加工烹调方法。

3. 考虑季节和市场的供应情况

考虑季节因素，熟悉市场可提供选择的原料并了解其营养特点，科学设计食谱。

4. 符合卫生要求

所有菜肴、主食要符合卫生要求，避免由于卫生不合格而降低食物的营养价值和食用价值。

5. 兼顾经济因素

既要使食谱设计得营养合理，又要使进餐者经济上有承受能力，这样食谱才会具有实际意义。

三、营养食谱设计的方法

常见的营养食谱设计的方法有计算法、食物交换法等。这里只介绍常用的计算法。

计算法是根据不同的用餐对象所需要的能量算出所需要营养素的量，然后推算出每餐的营养素需要量，制定相应的食谱。

1. 确定用餐对象全日能量供给量

能量是维持生命活动正常进行的基本保证，人体中血糖下降，就会疲劳乏力，影响工作、学习效率；另一方面能量若摄入过多则会在体内储存，使人体发胖，也会引起多种疾病。因此编制食谱首先考虑的是保证能从食物中摄入适宜的能量。

用膳者一日三餐的能量供给量可参照膳食营养素参考摄入量（DRI）中能量的推荐摄入量（RNI），根据用餐对象的劳动强度、年龄、性别来确定。

能量供给量标准只是提供了一个参考的目标,实际应用中还需要参照用餐人员的具体情况加以调整,如根据用餐对象的胖瘦情况制定不同的热能供给量。因此,在编制食谱前应对用餐对象的基本情况有一个全面的了解,应当清楚就餐者的人数、性别、年龄、机体条件、劳动强度、工作性质以及饮食习惯等。

2.计算宏量营养素全日应提供的能量

能量的主要来源为蛋白质、脂肪和碳水化合物,为了维持人体健康,这三种能量营养素占总能量比例应当适宜,一般蛋白质占10%~15%,脂肪占20%~30%,碳水化合物占55%~65%,具体可根据当地生活水平,调整上述三种能量营养素的一日供给量。

3.计算三种能量营养素每日需要量

知道了三种产能营养素的能量供给量,还需要将其折算为需要量,即具体的质量,这是确定食物品种和数量的重要依据。

4.计算三种能量营养素每餐需要量

知道了三种能量营养素全日需要量之后,就可以根据三餐的能量分配比例计算出三大能量营养素的每餐需要量。一般三餐能量的适宜分配比例为:早餐30%、中餐40%、晚餐30%。

5.主、副食品种和数量的确定

已知三种能量的营养素的需要量,根据食物成分表,就可以确定主食和副食的品种和数量了。

(1)主食品种、数量的确定

由于粮谷类是碳水化合物的主要来源,因此,主食的数量主要根据各类主食原料中的碳水化合物的含量确定。

(2)副食品种、数量的确定

根据三种产能营养素的需要量,首先确定了主食的品种和数量,接下来就需要考虑蛋白质的食物来源了。蛋白质广泛存在于动植物性食物中,除了谷类食物提供的蛋白质,各类动物性食物和豆制品是优质蛋白质的主要来源。因此,副食品种和数量多确定在主食用量的基础上,依据副食应提供的蛋白质质量确定。

(3)计算步骤:

①计算主食中含有的蛋白质质量。

②用摄入的蛋白质质量减去主食中的蛋白质质量,即为副食应提供的蛋白质质量。

③设定副食中蛋白质的三分之二由动物性食物供给,三分之一由豆制品供给,据此

可求出各自的蛋白质供给量。

④查表并计算各类动物性食物及豆制品的供给量。

⑤设计蔬菜品种和数量。

⑥确定纯能量食物的量。油脂的摄入应以植物油为主,配合一定量的动物性脂肪的摄入。因此,以植物油作为纯能量的主要来源。由食物成分表可知每日摄入各类食物提供的脂肪含量,将需要的脂肪总含量减去食物提供的脂肪量即为每日植物油供应量。

第三节　特殊人群的营养与膳食

一、学龄前儿童与青少年的营养与膳食

1. 学龄前儿童的营养与膳食

(1)学龄前儿童的营养需要

①热能:学龄前儿童对热能的需要相对较成人高,因为学龄前儿童的基础代谢率高,还要维持生长与发育,另外,学龄前儿童还比较好动。如果热能供给不足,其他营养素也不能有效地发挥作用。

②蛋白质:由于学龄前儿童处于生长发育期,对蛋白质的需要较多,蛋白质的推荐摄入量与蛋白质的质量有关,质量高,则推荐摄入量较少;质量差,则推荐摄入量较多。蛋白质的需要量与热能摄入量有关,我国学龄前儿童蛋白质所供热量占总热量的13% ~ 15%为宜。

③无机盐:学龄前儿童骨骼的生长发育需大量的钙、磷。我国四岁以上学龄前儿童每日钙的膳食适宜摄入量为800mg,7 ~ 11 岁为800mg,并需注意维生素 D 的营养状况。

学龄前儿童由于生长发育,对碘和铁的需要增加,我国建议对铁的推荐摄入量为:4 岁以上学龄前儿童为12mg,7 ~ 12 岁为12mg。

另外,锌和铜对学龄前儿童生长发育十分重要,应注意这些微量元素的供给。

④维生素:硫胺素、核黄素和尼克酸的需要量与能量有关,学龄前儿童对热能的需要较多,故对这三种维生素的需要量也应增加。

维生素 D 对学龄前儿童骨骼和牙齿的正常生长影响较大,我国建议学龄前儿童每日膳食中维生素 D 的推荐摄入量为10mg。维生素 A 可以促进学龄前儿童生长,其膳食推

荐摄入量为:四岁以上学龄前儿童每日 500mg。

我国膳食中,这两种维生素的质量分数偏低,必要时可适当给鱼肝油。

维生素 C 对于学龄前儿童生长发育十分重要,并且维生素 C 易在烹调加工过程中损失。我国建议 4 岁以上学龄前儿童维生素 C 每日膳食推荐摄入量为 70mg,7 岁以上为 80mg。

(2)学龄前儿童的膳食

①学龄前儿童的咀嚼和消化能力较成人低,故学龄前儿童膳食要细嫩、软熟、味道清淡,避免刺激性太强的食物。

②学龄前儿童活泼好动,体内糖原储备又有限,故每天可加餐 2 次。

③培养良好的饮食卫生习惯,避免偏食或零食吃得太多,注意食物、餐具和进餐环境的卫生及保持进餐环境整洁。

④食物的花色品种应多样化,注重食物的色、香、味等感官性状。

2. 青少年的营养和膳食

(1)青少年的营养需要

①热能:我国建议 11 岁以上的青少年女子膳食中每日热能推荐摄入量为 9.2MJ,男子 10.04MJ;14 岁以上青少年女子为 10.04MJ,男子为 12.13MJ。

②蛋白质:我国建议青少年女子的蛋白质摄入量为 80g,男子为 85g,超过普通成人的推荐摄入量。

③无机盐:青少年应注意钙、磷、铁、碘和锌的供应。

④维生素:我国青少年维生素 A 和维生素 D 的供给量与成人相同。

(2)青少年的膳食

青少年应注意膳食的量和质两个方面,量要足,质要优。

①养成良好的膳食习惯,不挑食、不偏食、不吃零食。

②注意早餐的质量和数量,有条件时课间应加餐 1 次。

③注意供给动物性食物以及新鲜的蔬菜和水果,适当供给海带等海产品。

④考试期间,学生应多补给维生素 A、维生素 B、维生素 C、卵磷脂、蛋白质和脂肪,以补充消耗。

二、孕妇与乳母的营养与膳食

1. 孕妇营养和膳食

(1)孕前营养

孕前营养状况好,可为妊娠提供良好条件。平时营养较差的孕妇,易患妊娠毒血症,胎儿死亡率高,新生儿体重低。

口服固醇类避孕药停药后怀孕者,应注意叶酸、维生素 B_{12}、维生素 B_6、维生素 B_2 的补充。

(2)孕期营养

孕妇前 3 个月营养素需要量增加不大。3 个月以后,胎儿的迅速生长和体内的一系列变化,使孕妇对营养素的需要量增大,尤其是最后 3 个月。一般 1~3 个月称为早期,4~6 个月称为中期,7~9 个月称为晚期。

①热能:由于婴儿的生长和母体相关组织增长,孕期能量储备的总量约为 335MJ,此值对应 8.5kg 组织和 4kg 的脂肪储备,故孕妇体重增加约为 12.5kg。

前三个月,热能的增加并不明显,第 4 个月后,各种营养素和热能的需要增加,我国建议每日应增加 0.84MJ 热能。

②蛋白质:我国建议,孕妇在前 3 个月蛋白质的推荐摄入量增加 15g,在 7~9 个月,蛋白质推荐摄入量应增加 20g。

③无机盐:我国建议孕妇在妊娠中期,钙的适宜摄入量为 1000mg,后期量为 1200mg。同时注意供给充足的维生素 D,每日可耐受最高摄入量为 200mg。

我国建议铁的适宜量为中期 25mg,晚期 35mg,每日可耐受最高摄入量为 60mg。孕妇应多吃含铁丰富的食物,最好是以血红素铁的形式供给孕妇动物肝脏、海鲜品、坚果和豆类,这些都是较好的铁的来源。妊娠后期可以补充铁剂,其中以硫酸亚铁用得较多。

妊娠期碘的需要量应增加,孕妇容易发生甲状腺肿大,故应注意碘的供应。我国建议孕妇碘的推荐摄入量为 200mg,每日可耐受最高摄入量为 1000mg,最好由蔬菜、海产品供给碘,如海带、紫菜等。

在一般条件下,孕妇镁的摄入往往不足,我国建议适宜摄入量在普通人的基础上增加 50mg,即孕妇应摄入 400mg 镁,每日可耐受最高摄入量为 700mg。膳食中的草酸和植酸会影响镁的吸收,动物内脏中镁的含量丰富。

我国建议孕妇每日锌推荐摄入量为早期 11.5mg,中期和晚期 16.5mg,可耐受最高摄入量为 35mg。锌最好的食物来源为动物肉类。

④维生素:孕妇每日对维生素 A 的推荐摄入量应增加 200mg,可耐受最高摄入量为 2400mg。

维生素 D 对调节母体和胎儿的钙、磷代谢有重要作用,缺乏维生素 D 会导致婴儿佝偻病和孕妇骨质软化症。中、晚期每日推荐摄入量为10mg,可耐受最高摄入量为20mg。

孕妇对维生素E适宜摄入量与成人一样,均为14mg。由于维生素B_1和维生素B_2主要与能量代谢有关,孕妇热能的需要量增加,则维生素B_1和维生素B_2的需要量也应增加。维生素B_1缺乏时,孕妇易发生便秘、呕吐、肌肉无力、分娩困难。我们建议孕妇每日维生素B_1推荐摄入量为1.5mg,维生素B_2为1.7mg,维生素B_1的可耐受最高摄入量为50mg。

孕妇每日维生素B_6的适宜摄入量为1.9mg,比成年女性多0.7mg。

维生素C对于母体和胎儿都十分重要,我国建议孕期的维生素C在中、晚期的摄入量为130mg,较平时增加30mg。孕妇应保证蔬菜和水果的供应。

由于孕妇体内合成代谢的增加,对叶酸和维生素B_{12}的需要量也增加,二者缺乏易发生贫血。我国对孕期的每日叶酸推荐摄入量较平时增加200mg,即孕妇供给量为600mg,可耐受最高摄入量为1000mg,而维生素B_{12}则增加1.2mg,即为2.6mg。

(3)孕期膳食

①注意供给动物性食物。

②注意供给新鲜水果和蔬菜。

③注意供给海产品。海产品含丰富的碘、钙、锌等无机盐,可以满足孕妇对这些无机盐的需要。

④注意孕妇口味特点。

⑤克服偏食习惯。如果孕妇对食物挑剔或偏食,应予以克服。

⑥有条件时,适当供给坚果类食物,如核桃、花生、芝麻等。

⑦尽量减少和避免使用含有食品添加剂的食物,如含糖精、人工合成色素、香料的食物,这些食品添加剂可能对胎儿产生不良影响。

2.乳母营养和膳食

(1)授乳期的营养

母乳是婴儿最好的食物,能满足婴儿的需要并易于消化,应尽量采用母乳喂养婴儿。乳汁中的营养素全部来自母体,如母体营养不良,乳汁的分泌将发生变化,影响婴儿健康。

①热能:乳母能量需要较大,我国建议乳母每日应多摄入热量2.09MJ。

②蛋白质:母乳蛋白质的质量分数为1.2%,膳食蛋白质转变为乳汁蛋白质的转化率为70%,全日乳中含蛋白质为10~15g,考虑到其转化率则需蛋白质16g左右,再考虑到

膳食蛋白质的利用率,加上30%的安全系数,再考虑到个体差异,我国建议每日乳母应增加20g蛋白质。

③无机盐:我国建议钙的每日推荐摄入量为1200mg,最高摄入量为2000mg。我国膳食中钙的质量不高,吸收率较低,应适当补充钙。此外,应注意供给维生素D。

乳汁中的铁和铜的浓度较低,但胎儿在肝脏中有铁储蓄,可供婴儿6个月使用。乳母应供给富含铁的食物。锌的每日推荐摄入量为21.5mg,较成人增加10 mg。

④维生素:授乳期各种维生素的需要量都会增加,脂溶性维生素不易通过乳腺,故乳汁中脂溶性维生素受膳食中脂溶性维生素的影响较小,值得注意的是,乳汁中的维生素D很少,故婴儿应注意补充维生素D或晒太阳。我国建议乳母维生素A的推荐摄入量为1200mg。

水溶性维生素易通过乳腺,乳汁中维生素 B_1、维生素 B_2、维生素C和尼克酸都与膳食中的这些维生素密切相关。维生素 B_1、B_2 的膳食推荐摄入量分别为1.8mg和1.7mg,尼克酸为18mg,维生素C为130mg。

5)水分:泌乳需要大量水分,如水分不足,会影响乳汁分泌量。除喝饮料外,在每天的食物中应增加肉汤、骨头汤和粥等含水较多的食物以供给水分。

(2)授乳期的膳食要求

由于乳母对营养素的需要量增加,为从食物获得足够的营养素,达到合理膳食的要求,应注意以下几点:

①保证蛋白质和钙的供应。选用动物性食物和大豆制品作为蛋白质来源,有利泌乳,适当选用骨粉或奶类食物供给足够的钙。

②注意供给新鲜水果和蔬菜,并且要有足够的数量,以保证维生素、无机盐及部分水分供给。

③注意供给肉、骨头汤、鸡鸭汤、鲫鱼汤,这些汤滋味鲜美,可以供给足够的水分;炖汤时,可在汤中加两滴醋,有利钙的溶出。

④我国传统医学和民间有一些行之有效的方法可以增进泌乳。如产后吃鸡蛋、红糖和鸡鸭汤等都是经济实惠的方法,又如花生米炖猪蹄汤可以催乳。还有很多的偏方,如炒川芎;以当归、童木通、王不留各9g用猪蹄汤煎药服;又如通草2g与猪蹄炖汤;再如王不留6g与猪蹄炖汤食用等。

总之,孕妇和乳母的营养对下一代的生长发育极为重要,应用科学的方法来指导配膳。

三、老年人的营养与膳食

1. 老年人的营养需要

（1）热能

①基础代谢　老年人脂肪组织逐渐增多，肌肉及其他活泼组织相应减少，所以基础代谢过程缓慢。据统计，20～30岁的妇女其体内脂肪组织约占体重的24%，45岁以后多数人体内脂肪逐渐沉积，到50～60岁，脂肪组织约占体重的35%，其基础代谢自然比年轻人低。一般认为老年人基础代谢较青年时期低10%～15%左右。

②体力活动　老年以后，能量消耗逐渐降低。老年人多患慢性病如关节炎、高血压、冠心病等，活动量减少。老年人动作效率低，虽然同青年人做同样工作，但消耗能量较青壮年人多。一般老年人体力渐衰，多不能从事体力劳动，不必增加热能供给。若仍从事相当于青壮年劳动的体力劳动，则能量供给量不应减少。

③热能供给量　老年人热能需要量应视个人具体情况而定。有人建议：60～75岁总热能减少20%，即65岁以上应控制在7.89～10.08MJ。

（2）蛋白质

在衰老过程中，蛋白质代谢以分解代谢为主，合成代谢逐渐缓慢，如红血蛋白合成减少，因此老年性贫血较常见。老年人贫血除与缺铁有关外，还与蛋白质合成有关。

老年人膳食中应供给生物学价高的优质蛋白质，一般认为优质蛋白质含量应占总蛋白质量的50%。虽然老年人蛋白质代谢以分解为主，蛋白质需要量应该增加，但是老年人消化功能较弱，肾功能减退，这样可能会增加体内胆固醇的合成，故在量上又不宜过多。

（3）碳水化合物和脂肪

碳水化合物和脂肪是身体（或机体）重要的能量来源，但不宜摄入过多，并且要限制精制蔗糖的摄入。膳食纤维可刺激消化液分泌，而老年人易发生便秘，应适当供给较细的膳食纤维。脂肪可促进脂溶性维生素的吸收，但不宜摄入过多，否则易发生冠心病和其他老年性疾病。老年人应该减少胆固醇的摄入，但不宜过分限制，因为血清胆固醇升高主要是由于体内胆固醇代谢紊乱，其他因素也对血清胆固醇有影响，而不完全是因为食物胆固醇的作用。

（4）无机盐

在选择食物时，也应注意体内维生素D的水平。我国老年人钙的适宜摄入量为

1000mg。老年人还应多吃含铁丰富且质量较高的食物。钠、钾离子和水在维持机体酸碱平衡,体液和电解质平衡中起重要作用。氯化钠摄入量高,高血压发病率也高。老人易便秘,故每天应适量饮水。但部分老年人有大量饮水的习惯,应适当控制。

(5)维生素

维生素 D 可以促进钙的吸收和调节体内钙的代谢,预防老年骨质疏松症的发生,故老年人应注意维生素 D 的供给或多晒太阳。维生素 C 可以促进胆固醇的排出,防止老人血管硬化,延缓衰老,故可以多供给老年人维生素 C。维生素 E 可以保护细胞膜免受体内过氧化酶的损害,有抗衰老作用,应注意供给含维生素 E 多的食物。

2. 老年人的膳食要求

(1)考虑老年人的营养需要,需控制进食量,以限制热量的摄入。瘦肉、鱼、奶、蛋及动物肝脏是优质蛋白质和钙、铁、维生素 A、维生素 D 的良好来源,应给予保证。鱼的脂肪较好,老年人易于吸收,可多吃鱼。

(2)选择植物油作为烹调用油,可供给机体不饱和脂肪酸和维生素 E,应控制动物脂肪的摄入量。

(3)选择新鲜水果、蔬菜供给机体维生素 C、膳食纤维、水分及部分果糖。

(4)注重汤菜,每餐后最好有肉汤、菜汤、骨头汤等,供给适量水分。

(5)口味宜清淡、减少氯化钠用量,防止高血压发生。

(6)食物质地要细软、熟透,易于咀嚼和消化。花色、品种应多样。

四、运动员的营养与膳食

1. 运动与营养

(1)运动与热能代谢

运动与热能代谢的特点 运动员总热能需要由基础代谢、运动、运动以外活动、食物特殊动力作用决定。

运动员的热能需要 不同的运动项目,热能需要差别较大,但都比普通人高。多数运动项目耗能在 14644 ~ 18419kJ(3500 ~ 4400kcal)。

运动热能来源 ATP(三磷酸腺苷)和 CP(磷酸肌酸)是运动中最迅速的能源,但他们仅能维持一分钟左右。运动初期,90% 的 ATP 来自糖原分解,而在后期 80% 来自脂肪分解。长时间、小强度的运动由有氧氧化供能,而高强度的运动以无氧氧化供能。蛋白质一般不用于供能,运动员膳食蛋白质、脂类、碳水化合物的质量比为 1:1:4,而对于缺氧条件下的登山运动员则为 1:0.8:4。

（2）运动与蛋白质营养

不同运动项目、运动量和生理状况，蛋白质需要量不同，主要影响因素有：运动量增大，蛋白质需要量增加；不同运动项目，需要量不一样；营养水平下降，则蛋白质需要量增加；处于生长发育阶段的运动员，单位体重的需要量比成年人高；运动员减体重时，需要量应增加；失汗多时，需要量也应增加。

（3）运动与脂类营养

运动员膳食脂肪也不宜过高，否则影响消化，影响供氧，进而影响运动员成绩。一般运动项目，脂类供给应占总热量的 30%，登山为 20% ~25%，冬季项目、游泳为 35%。

（4）运动与碳水化合物营养

长时间、大运动的长跑、马拉松、滑雪、自行车等运动会耗尽体内的糖。运动前服糖，可增加血糖，但服用过多则有害。长时间运动项目应在赛前几日内或赛前 24 小时补充糖。

碳水化合物供能应占总热量的 50% ~60%，缺氧项目为 65% ~70%，但也不宜过高，否则食物体积过大，比赛中易发生饥饿感。

（5）运动与水分

运动时通过排汗达到体内热平衡，出汗量与气温、湿度、运动量、饮食盐量、气压等有关，高气温、大运动量出汗可达到 6L 以上，需补充水，如失水过多，对运动成绩有影响；补水应该少量多次，气温高时，可在训练和比赛前先补水。

（6）运动和无机盐营养

运动员缺钾，肌肉功能受影响，运动成绩下降，水果、蔬菜、牛肉、鱼肉可补充钾。

运动员在常温下训练不会出现钠的缺乏，而高温、大运动量时从汗液中排出钠较多，会出现疲乏、中暑，表现为口干、头晕、心悸、肌肉痉挛，需要多吃咸菜、菜汤、咸鱼、含盐饮料补充钠；一般不用盐片，以免造成一时性高血钠。

运动员在高气温、大运动量时，体内的钙也会因出汗而损失，严重时会出现肌肉抽搐。运动使骨骼坚实，间接提高了钙的需要。磷的需要也相应增加，但一般不出现缺乏。

铁与氧有关，持久项目、耐力项目的运动员缺铁性贫血较多。运动性贫血与缺氧有一定关系。

（7）运动与维生素营养

运动使维生素需要增加，缺乏维生素时，运动能力下降。

维生素 A 与应激和视觉有关,视力集中的项目,如击剑、射击、滑翔、乒乓球等,维生素 A 的需要量要比其他项目高。维生素 B_1 与能量代谢有关,缺乏时,易疲劳,影响心脏功能。维生素 B_2 也与能量代谢有关,缺乏时,肌肉无力、耐力下降。运动使维生素 C 代谢加强,组织维生素 C 减少。维生素 E 可提高肌肉力量,防止肌肉萎缩。

2. 运动员的膳食

(1)运动员的一般膳食原则

①运动时,消化机能受到抑制,进食后剧烈运动对身体有害,比如会出现腹痛,故不能在饭后马上进行运动。

②进食时间与训练和比赛时间相协调,一般在饭后 2.5 小时进行运动,但时间也不宜过长,4～5 小时会出现饥饿,此时可加餐,在运动后 30 分钟进食。若运动前 1～1.5 小时进食,会发生腹痛、恶心、呕吐等不良反应。

③如训练在上午,食物应易于消化,早餐应有较高的热量,达总热量的 30%～35%;如训练在下午,午餐不能使胃肠道负担过重,应将难消化的食物安排在早晚吃。晚餐热量应较低,不要有刺激成分,以免影响睡眠。

(2)运动员在比赛期间的营养和膳食

①比赛期间的营养影响成绩,运动时高度兴奋,消化机能下降。

②比赛当天的饮食应速效、高热、体积小、易消化,含丰富的无机盐、维生素,无刺激,无干豆、粗杂粮、韭菜等产气食物及多纤维食物,膳食应为运动员平时习惯的饮食,并在赛前 2.5 小时吃完。

③赛前不宜大量服用糖,否则刺激胰岛素分泌,出现低血糖,赛前可用淀粉、米粉、面包等补糖,不宜食用过多的蛋白质、脂类,以免增加胃肠负担,长时间耗能的项目可用脂肪补充能量。

④为防脱水,赛前可饮 500mL 液体,赛中补充水应少量多次,以每小时不超过 800mL 为宜。

⑤赛前可一次大量服用维生素 C,而 B 族维生素、维生素 A 应在赛前 10 天或 2 周开始服用,以使体内这些营养素有较多储备或有较好的营养状态。

五、心血管病人的营养与膳食

1. 高脂血症、动脉粥样硬化和冠心病患者的营养与膳食

(1)概念

高脂血症:是指血脂高于正常值上限,又称高脂蛋白血症。

动脉粥样硬化:是指在中等及大动脉血管内膜和中层形成的脂肪斑块,这些脂肪斑块主要由胆固醇酯组成。

冠心病:是由于冠状动脉阻塞而使心肌得不到充足的血液供应,造成心肌部分区域受到损伤。冠心病是由动脉粥样硬化或血栓形成引起的。

（2）营养膳食与动脉粥样硬化

① 膳食脂类与动脉粥样硬化:人体内的胆固醇有两种来源,一种是来自膳食,一种是在体内肝脏中合成。正常情况下,二者共同维持体内胆固醇处于适宜的水平,但如果大量从膳食摄入胆固醇,超过了人体的调节能力,仍会使血胆固醇升高。

膳食磷脂可降低血液中胆固醇浓度,有利于防止动脉粥样硬化。

② 膳食的热能与动脉粥样硬化:如果能量摄入量超过消耗量,会导致肥胖,使动脉粥样硬化、冠心病、糖尿病和高血压的发病率升高。

③ 维生素与动脉粥样硬化:维生素 E 具有防止不饱和脂肪酸引起的过氧化作用,并有扩张血管的作用,临床试验也表明维生素 E 具有防治心血管疾病的作用。

维生素 C 可促进胆固醇的代谢,降低血液中的胆固醇;同时维生素 C 参与胶原蛋白的合成,增加血管弹性,可防治动脉粥样硬化的发生。

另外,维生素 B_6、维生素 B_{12}、叶酸、维生素 A 等也有抑制脂质过氧化、降低血脂的作用。

④ 无机盐与动脉粥样硬化:水的硬度与冠心病的死亡率呈负相关关系,也就是说,水的硬度高,则冠心病死亡率低,而水的硬度主要由钙、镁决定。

参与葡萄糖耐量因子的构成,与胰岛素共同调节体内糖代谢,缺铬时,会引起糖代谢和脂代谢的紊乱,导致血清胆固醇增加。

高钠膳食是导致高血压发病的重要因素之一,故限制食盐摄入量有利于预防高血压和动脉粥样硬化的发生。

⑤ 其他膳食因素对动脉粥样硬化的影响:膳食纤维可促进胆固醇的排出,降低血中胆固醇含量。调查表明,膳食纤维的摄入量与冠心病的发病率呈负相关关系。

茶叶是我国的传统饮料,研究证明,茶叶特别是绿茶具有降低胆固醇的作用;香菇和木耳都有降低胆固醇的作用;大蒜、洋葱、葱也具有降低胆固醇的作用,故这些食品对防治动脉粥样硬化有益。

中医中采用金钱草、何首乌等也有一定的降脂作用。另外,大量饮酒可引起高血脂症、高胆固醇和脂肪肝。吸烟也是诱发冠心病的因素之一。

（3）高脂血症、动脉粥样硬化、冠心病的膳食原则

① 保持适宜的体重：动脉粥样硬化等疾病患者多数偏胖，故应限制食量以控制热能摄入，增加运动以加大热能消耗，保持适宜的体重。

② 少吃脂肪和胆固醇高的食物：少吃牛油、猪油等动物油，用植物油作为烹调油；少吃含胆固醇高的动物内脏、蛋黄，多吃大豆等植物蛋白。

③ 多吃蔬菜、水果：蔬菜、水果含丰富的膳食纤维和维生素 C，可降低胆固醇；多吃粗粮，少吃精制糖和甜食；多吃葱、蒜、香菇、木耳。

④ 多饮茶、少烟酒。

⑤ 饮食清淡、少盐。

2.高血压患者的营养与膳食

（1）概念

高血压是指血压高于正常值。高血压是一种慢性疾病，也是一种常见的疾病，50 岁以上人群有 15% 为高血压，高血压可并发心、脑、肾等器官的损伤。

（2）高血压的膳食防治原则

①对于超重或者肥胖者应限制食量以减少热量、减轻体重，如体重明显减轻，则血压下降。

②如果并发高脂血症、动脉粥样硬化、冠心病，应采用前述膳食，少食动物油。

③如果并发糖尿病，应控制总热量和碳水化合物摄入量。

④食物清淡少盐。

⑤少烟酒、多锻炼，保持心情平静，忌激动。

第四节　营养干预

一、营养政策和教育

1.营养政策

营养政策是属于政府部门发布的一系列规范性文件，例如近二十年来已发布的《九十年代中国食物结构改革与发展纲要》、《我国的膳食指南》、《中国居民膳食指南》、《推

荐的每日膳食中营养素供给量标准》等都属于营养政策文件。

为了保证和提高人民群众的营养水平,改善营养状况,必须采取相应的营养政策和措施,为此,除制定营养政策、指导人群合理膳食和进行营养教育外,还要注意做好食物资源的开发与利用、食品的强化、保健食品的开发等方面的工作。

2. 营养教育

目前我国营养知识的宣传、教育工作还不够普及,人们虽能通过某些书籍、媒体(报刊、杂志、电视等)获得部分营养学知识,但由于没有正确的指导和系统的学习,对营养学知识仅有片面的了解。比如认为补钙就是喝骨头汤,营养就是多吃鱼、肉、蛋、乳等动物性食物等。因此,大力宣传普及营养学知识,具有深远的意义。

1997年12月5日,国务院办公厅发出《关于印发中国营养改善行动计划的通知》,强调要加强营养人才的培训及营养教育,具体如下:

(1)加速培养营养人才,在办好正规的高等和中等医学院校有关营养类专业教育的同时,通过各种形式发展营养教育,逐步在农业、轻工、商业、粮食等院校开设有关营养科学的课程。

(2)加强培训在职营养专业人员,制订培训计划和做出相应的规定,使营养人才得到合理的使用。

(3)有计划地对餐饮业、农业、商业、轻工、医疗卫生、疾病控制等部门的有关人员进行营养知识培训。

(4)将营养知识纳入中小学的教育内容。教学计划要安排一定课时的营养知识教育,使学生懂得平衡膳食的原则,培养良好的饮食习惯,提高自我保健能力。

(5)将营养工作内容纳入到初级卫生保健服务中,提高初级卫生保健人员的营养知识水平,并通过他们指导居民因地制宜、合理利用当地食物资源,改善营养状况。

(6)利用各种宣传媒介,广泛开展群众性的营养宣传教育活动,推荐合理的膳食模式和健康的生活方式,纠正不良饮食习惯。

随着生活水平的日益提高和食物选择种类的多样化,人类的膳食组成在不断地改变,我国由于膳食营养不够合理而导致的疾病也越来越多,营养素不足与营养素过剩并存。大部分人在吃得好的同时,并不知道如何吃得科学、吃得符合膳食营养原则,因此,有必要加强社区营养建设,对健康人、病人进行营养知识的教育和帮助。

二、食品营养强化

1.食品营养强化的概念

食品营养强化:根据不同人群的营养需要,向食物中添加一种或多种营养素或含某些天然食物成分的食品添加剂,以提高食品营养价值的过程称为食品营养强化,简称食品强化。

营养强化食品:按照标准的规定加入了一定量的营养强化剂的食品称为营养强化食品。

食品强化剂:指为增强营养成分而加入食品的天然或者人工合成的属于营养素范围的食品添加剂。

强化食品是被国家立法了的一个专用语,指科学合理地向食品中添加营养素,以改善食品的原有营养价值的食品。

没有一种天然食品中的营养素是全面和均衡的,如谷类食品中普遍缺乏赖氨酸,而且在烹调加工中,也会在一定程度上损失食物中原有的营养素;一些从事特殊行业,或处在特殊生理状况下的人也有其特殊的营养需求。为了更好地满足人体的营养需要,国家实行了"强化食品"标准和生产。一般强化的对象食品称为载体,所添加的营养素称为强化剂,制成的成品称为强化食品。

例如,水果是人体维生素 C 的来源之一。然而,在果汁加工中,水果内原有的维生素 C 往往受到破坏。如果在果汁中添加维生素 C,便可以提高果汁的营养品质。在谷类食品中强化赖氨酸,则可以显著地提高其蛋白质的生物利用率。

食品强化剂包括必需氨基酸类、维生素类、矿物质、微量元素类和营养素密度较高的天然食品,如大豆蛋白、谷胚、酵母、苜蓿、螺旋藻等。强化食品可以以任何普通食品的形式食用,对食品的风味和口感没有影响。强化食品的设计和加工应符合营养学的基本原理,所添加营养素的质量和数量应符合国家标准,还应注意在加工工艺和包装储藏中保证营养素的稳定性。

目前,我国批准使用的营养强化剂有 100 多种。各地也不断生产出一些用维生素、矿物质和氨基酸强化的食品,如核黄素(即维生素 B_2)面包、高钙饼干和人乳化配方奶粉等。营养强化食品在产品的包装上有明显的标志。

2.常见营养强化食品

(1)强化谷类

谷粒中营养素的分布很不均匀,在碾磨过程中,特别是在精制时很多营养素易损失,碾磨越精,损失越多。由于谷类籽粒中很多营养素,特别是维生素多分布在外层,而人们又多喜爱食用精制米、面,这就容易造成某些营养素的摄入不足。因此,有必要对谷类食品进行适当的营养强化。

(2)强化乳制品

牛乳历来被视为营养丰富的食品而被人食用,特别是用来代替母乳喂养婴儿,但是牛乳也存在由于营养素不平衡而不能完全满足人体营养需要的问题。例如,牛乳中的维生素 C、维生素 D、烟酸和铁等含量均不足,而在牛乳的加工、储存等过程中还会损失一部分营养素。因此,许多国家在生产乳粉时常常添加维生素 A、维生素 D 和矿物质如铁和锌等,以满足人体的营养需要。

(3) 强化副食品

①人造奶油　目前国外的人造奶油 80% 以上都进行了强化,主要是添加维生素 A 和维生素 D,也有的以 β – 胡萝卜素代替部分维生素 A。我国规定每公斤人造奶油应强化维生素 A 1000～15000IU,维生素 D 4000～5000IU。

②果汁及水果罐头　果汁和水果罐头主要供给人们维生素 C,但是它易被破坏,造成损失,使加工后的成品中维生素 C 的含量大为下降。我国规定果汁饮料中维生素 C 的添加量为 500～1000mg/kg,果泥用量加倍;固体饮料为 3000～5000mg,按冲服体积计算加入量。

③食盐及酱油　许多国家,特别是那些缺碘的地区都在食盐中强化碘,通常应用碘化钾。强化剂量按各国情况为 10～100mg/kg 不等。我国规定在地方性甲状腺病区强化食盐的碘量为 20～50mg/kg(以碘计)。此外,我国规定尚可在食盐中强化铁和锌,强化量均为 1000mg/kg(以元素铁和锌计)。有的国家规定可在酱油中强化钙、铁,在酱油中添加维生素 B_1、维生素 B_2。此外,还有的向酱油中添加维生素 A。

④植物油　在植物油中可强化维生素 A 和维生素 D。我国规定可在植物油中强化维生素 A,强化量为 10000～15000IU/kg。

(4)强化军粮

军粮在强化食品中应用最早也最普遍。军粮强化的原则、方法及所使用的强化剂的种类与普通食品基本相同,但在营养上要求更高,另外还要求携带、开启和食用方便。

(5)混合型强化食品

混合型强化食品是将具有不同营养特点的天然食物混合配制而成的一类强化食品,

有利于天然食品营养素的互补。大多是在主食品中混入一定量的其他食品以弥补主食品中营养素不足。其中主要的是补充蛋白质的不足,增补主食品中的某种限制氨基酸以及增补维生素、矿物质等。

(6)其他强化食品

为了防治职业病,可针对矿井、工厂等区域易发生的职业病,根据其特点配制成强化食品,如高维生素食品、高蛋白食品。对高寒地区工作人员可供给高热能食品。此外,对从事其他特殊工作的人员以及孕妇、老人甚至长期慢性病患者等,均可根据其各自的特点配制各种不同的强化食品。

有的国家对饮用水进行强化,例如美国1950年即已在若干州实行饮水氟强化,以保护牙齿,强化量为1mg/L,一般采用氟化钠或氟化硅钠。缺硒地区也可进行硒的强化。

三、保健(功能)食品

保健(功能)食品是食品的一个种类,具有一般食品的共性,能够调节人体的机能,适于特定人群食用,但不包括以治疗疾病为目的的食品。

这是1997年我国国家技术监督局发布的"保健(功能)食品通过标准(GB16740 – 1997)"中对保健(功能)食品的规定。保健食品与药物不同,因为它以食品的形式出现,具有食品所具备的各种特点,如含有营养素、感官上容易为人所接受、可以日常食用、在正常摄入情况下没有毒副作用、不以治疗疾病为目的等;但保健食品又与普通食品不同,保健食品的食用具有对象性,只对特定的人群起到特定的作用,并不是适合所有人的全能食品。

根据我国的规定,按照其保健作用,保健食品大致可以分为调节免疫功能食品、改善记忆力和思维能力食品、促进生长发育食品、抗疲劳食品、减肥食品、延缓衰老食品、耐缺氧食品、抗辐射食品、抗突变食品、抑制肿瘤食品、调节血脂食品、调节血糖食品、改善性功能食品等。

按照其适用范围的不同,保健食品又可以分为两大类:一类是供健康人日常食用的食品,如提高记忆力和思维能力的"益智"食品,提高人体抵抗力的食品等;另一类是供有特殊生理需要的人群(多数是患者)食用的食品,如糖尿病患者、心血管病患者、原发性高血压患者、癌症患者等用来控制病情发展、配合治疗康复的食品。这些产品具有明确的目标人群,一般健康人不宜食用。

根据国家规定,保健食品必须符合以下要求:

1. 经各种必要的动物和(或)人群实验,证明其至少具有调节人体某一种功能的作用,而且此作用应明确、稳定。

2. 配方的组成和用量应具有科学依据,其中功效成分应有最低有效含量,必要时应控制其最高含量;如果在现在条件下尚不能明确其中的功效成分,至少应确定与保健功能相关的主要原料。

3. 经有关毒理试验,保证对人体不产生任何急性、亚急性或者慢性危害。

4. 标签、说明书和广告上不能宣传对疾病的疗效作用。

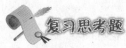 复习思考题

1. 名词解释

(1)平衡膳食　　(2)合理营养　　(3)膳食指南

2. 填空题

(1)我国有_____和_____,它们对指导人民采用平衡膳食、获取合理营养和促进身体健康提出了指导性建议。

(2)常见的营养食谱设计方法有_____和_____等。

(3)食谱可按_____或_____进行编制。

(4)_____和_____是控制体重的两个主要因素。

(5)在安排膳食时,酸性食物和_____食物应保持一定比例。

3. 判断题

(1)我国目前的膳食结构属于以植物性食品为主、动物性食品为辅的膳食类型。

(　　)

(2)世界卫生组织建议,每人每日食盐的摄入量以不超过20g为宜。　(　　)

(3)烹制老年人食物时,应选择含胆固醇和脂肪酸多的食物。　　(　　)

(4)营养学常提到的"三高"即高热量、高脂肪(胆固醇)、高水分。　(　　)

(5)保健食品是以治疗疾病为目的,功效等同于药品。　　　(　　)

4. 选择题

(1)_____年12月5日,国务院办公厅发出《关于印发中国营养改善行动计划的通知》

A. 1996　　　　　B. 1997　　　　　C . 1998　　　　　　　D. 1999

（2）平衡膳食宝塔规定,油脂类每天食用量不超过_____。

A. 25g   B. 35g   C. 40g   D. 65g

（3）每日三餐能量分配的比例是早餐_____、午餐_____、晚餐_____。

A. 25% 50% 25%   B. 25% 40% 35%

C. 30% 40% 30%   C. 40% 40% 20%

（4）根据中国居民平衡膳食宝塔的建议,奶类和豆类食物,每天应分别食用_____。

A. 100g 和 50g   B. 150g 和 50g

C. 100g 和 150g   D. 100g 和 100g

（5）我国学龄前儿童蛋白质所供热量占总热能的_____较为合适。

A. 50%   B. 20% ~30%   C. 13% ~15%   D. 5% ~10%

5. 问答题

（1）我国的膳食结构存在哪些优点和缺点?

（2）我国膳食结构应如何进行改进?

（3）简述营养强化的目的。

（4）简述营养食谱设计的原则。

（5）简答学龄前儿童的膳食应注意的事项。

（6）常见的营养强化食品有哪些?

6. 论述题

（1）试述我国膳食营养改进的方向和中国居民膳食指南的内容。

（2）论述运动员在比赛期间的营养和膳食情况。

第四章 合理烹饪

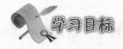学习目标

1. 了解合理烹饪的概念和意义。

2. 了解食物中营养素与烹饪的关系,理解烹饪方法对食物中营养素含量的影响。

3. 掌握合理的烹饪加工措施,熟悉基本的食物配搭禁忌。

第一节 合理烹饪的概念及意义

我国具有悠久的饮食文化和烹饪传统,在漫长的历史进程中,我国人民逐渐演变发展出了一整套具有东方特色的烹调工艺和膳食模式。在人类社会文明高度发展的今天,人们对于食品的要求从最初的"温饱型"朝着"营养型"和"科学型"的方向发展。因此,了解食物的加工烹调对原料营养价值的影响,对于普通大众科学选择加工烹调方法,合理安排饮食生活,提高自身的营养学素质和改善生活质量都具有十分重要的现实意义。

一、合理烹饪的概念

合理烹饪是指根据不同烹饪原料的营养特点和各种营养素的理化性质,合理地采用我国传统的烹饪加工方法,使菜肴和面点既在色、香、味、形等方面达到烹饪工艺的特殊要求,又在烹饪工艺过程中尽可能多地保存营养素,消除有害物质,使营养素易于消化吸收,更有效地发挥菜肴的营养价值。

任何烹饪原料经过加工与烹饪,其营养成分的含量、质量都会有一定程度的改变。由于各种原料的属性不同,营养素的性质不同,以及洗涤、切配、烹饪等的方法不同,导致改变的情况及程度也不尽相同。因此,为了充分满足人体对营养素的需要,应对烹饪原料进行合理的搭配,采用适宜的加工措施和烹饪方法,以满足菜点本身必备的属性要求,减少营养素的破坏和损失。

二、合理烹饪的意义

1. 杀灭有害生物

在烹饪过程中,通过对原料进行洗涤和加热,可除去或杀死原料中的寄生虫卵和有害微生物,起到消毒作用,使食品对人体无害。

2. 除去或减少某些有害化学物质

随着科技的进步,人们合成了农药、激素,并应用于农业的畜牧业。如其中的某些植物生长调节剂、孕激素等能导致人们患肥胖病,另外,一些植物含有的酶类、生物碱等亦可使人中毒。通过合理烹饪,可以有效地减少这些有害化学物质在食物中的含量,降低其危害程度。

3. 最大限度地保存原料中的营养素

原料在烹饪时,其中的某些营养素会发生不同程度的破坏或损失,如一些不稳定的营养素会在加热时失去原有的生物学活性,水溶性维生素和无机盐也会在洗切过程中因溶于水而遭受损失。因此,我们应掌握造成一些营养素损失的机理,采取适当措施,进行合理烹饪,最大限度地保存原料中的营养素,为进食者提供尽量多的营养素。

4. 改善食物的感官性质,使之易于消化吸收

在烹饪过程中,食物所含的物质之间会发生一系列的物理、化学变化,由于食物的成分非常复杂,再加上烹饪方法的多样化,食物在烹饪时的变化过程是十分复杂的综合性理化变化过程。加热烹饪时,蛋白质发生凝固,植物纤维出现软化,细胞膜被破坏,水溶性物质浸出,芳香物质发挥,有色物质形成。加热还可以使某些营养素发生不同程度的水解,如蛋白质分解为肽和各种氨基酸,淀粉转化为糊精,甚至分解为双糖和单糖。通过以上各种变化,以及加入调味品的配合,可除去食物原有的腥邪气味,增加令人愉快的色、香、味等感官性质,促进消化腺分泌更多的消化酶,有利于消化吸收,提高所含营养素的利用率。

第二节　食物中的营养素在烹饪中的变化

在烹饪过程中,食物原料的变化极为复杂,但大体可分为物理变化和化学变化两种。客观地讲,这两种变化的程度是不一样的,而究竟以何种变化为主,主要取决于原料本身

所含物质及所采取的烹饪方法和烹饪温度的高低等。烹饪工作者只有很好地掌握食物在烹饪中的各种变化规律,才能更好地进行合理烹饪,做到使菜点在合乎色、香、味、形要求的前提下,最大限度地保存其中的营养素。

一、蛋白质在烹饪中的变化

蛋白质在烹饪过程中因加热、加水和受酸或碱的影响,会发生变性和水解等一系列的变化。

1.蛋白质的变性作用

蛋白质在热、酸、碱等理化因素的影响下,其固有性质改变的现象,称为蛋白质的变性作用。蛋白质变性被广泛应用于烹饪工艺中,水煮蛋熟后蛋清、蛋黄发生凝固;瘦肉在烹调加工时收缩、变硬,都是蛋白质遇热后的变性引起的。

（1）热变性

原料中蛋白质遇热变性的温度是从 $45 \sim 50℃$ 开始,随温度的升高,变性的速度加快,当温度升高到 $80℃$ 以上时,一些保持蛋白质空间结构的氢键发生断裂,破坏了分子间肽链的特定排列,原来在分子内部的一些非亲水性基团暴露于分子的表面,从而降低了蛋白质的溶解度,促进了蛋白质与其他物质的结合,而发生凝结、沉淀,即蛋白质发生了变性。变性后的蛋白质持水性减弱,水分从食物中脱出,食物的体积和质量减少。

熘羊肉、涮羊肉,肉质鲜嫩可口,是由于原料表面骤然受到高温作用,表面蛋白质变性凝固,阻碍了内部水分外溢,同时内部蛋白质形成凝胶体,保持了水分的缘故。凝胶体是由展开的蛋白质多肽链互相交织、缠绕,并以部分共价键、离子键和氢键键合而成的有序的三维空间网状结构,它通过蛋白质肽链上的亲水基团结合大量的水分子,将无数的小水滴包裹在网状结构的"网眼"中。凝胶中保持的水分越多,口感就越软嫩。

在炒肉时我们会发现,肌肉的颜色会发生一系列变化:温度在 $60℃$ 以下肌肉颜色几乎无变化,$65 \sim 70℃$ 时肌肉内部变成粉红色,再提高温度成为淡粉红色,$75℃$ 以上则变成灰褐色。这种颜色变化是由肌红蛋白的变性引起的。肌红蛋白辅基血红素中的铁,由二价转变为三价,最后生成高铁血红素与变性球蛋白的结合物,呈灰褐色。

在烹调过程中,蛋白质还会发生水解作用,使蛋白质更容易被人体消化吸收和产生诱人的鲜香味。凝固变性的蛋白质若在水中继续加热,将有一部分逐渐水解,生成蛋白胨、低聚肽等中间产物,最终分解为氨基酸。它的水解过程为:蛋白质→胨→多肽→低聚肽→氨基酸。蛋白质水解后产生的氨基酸和低聚肽有很多的呈味作用,如谷氨酸有鲜味,甘氨酸有很好的甜味。我们在炖牛肉时,也会由于肌肉蛋白质水解,产生肌肽、鹅肌肽、低聚肽,形成牛肉汁特有的风味,就是这个道理。

动物的皮、筋、骨等结缔组织中的蛋白质主要是胶原蛋白,这种蛋白结构严密,不易被人体消化吸收。在遇热时,胶原蛋白水解成结构比较简单的可溶性明胶,使肉质嫩化。明胶由长短不等的多肽组成,它溶于热水,冷却时因各多肽间生成大量的氢键而结成网状结构,凝固成富有弹性的凝胶,因此明胶具有热可逆性,即加热时熔化,冷却时凝固。正是利用了这一特性,人们制造出肉皮冻。所以在烹制含有较多蹄筋、肉皮等结缔组织的原料时,需要较长时间的加热,尽可能使胶原蛋白水解成明胶,使烹制出的菜肴柔软、爽滑,便于人体吸收。

(2)酸、碱变性作用

在常温下,蛋白质在一定的 pH 值范围内保持天然状态,一旦超出这一特定范围,蛋白质就会发生变性。酸、碱不仅本身可使蛋白质变性,而且还可加速热变性的速度,如水果罐头杀菌所用的温度,一般较蔬菜罐头低。因为水果中含有有机酸,加热时细菌蛋白质发生变性,从而达到杀菌消毒的目的。

(3)盐变性作用

盐类也可引起蛋白质变性。因为盐类的金属离子,可与蛋白质分子中的某些基团(如羧基)结合形成复合物而沉淀,同时破坏了蛋白质分子的立体结构,发生变性。如果溶液中有电解质存在,蛋白质凝结变性更加迅速,如豆浆中加入硫酸钙或氯化镁等电解质后,大豆蛋白质就会沉淀凝结而变成豆腐。

在烹饪含蛋白质较多的动物性食品时,如果过早加入食盐,原料表层蛋白质会过早发生变性、凝固,影响原料内部传热,菜肴常不易熟烂、熟透。若在制汤时,加入食盐过早,蛋白质凝固过早,浸出物的溶出受阻,会影响汤汁的浓度和味道。

综上所述,在烹饪过程中,蛋白质的变性作用以热变性为主,但同时也会发生盐变性作用和酸、碱变性作用。变性作用的主要意义在于增加酶与蛋白质分子的接触面积和机会,有利于酶的作用,促进蛋白质的消化。但是,过分加热常导致蛋白质的过度变性,反而使蛋白质的消化率降低。这是因为过分加热时,蛋白质分子结构发生变化,影响酶的作用,使消化率降低。因此,烹饪时应掌握火候,这样既可减少营养素的损失,又有利于蛋白质的消化。在滑熘、滑炒肉类原料时,温度不宜超过130℃,如果必须使用高温烹饪,那么主料要用鸡蛋清或者干、湿淀粉上浆加以保护,以防止蛋白质过度变性。

2. 蛋白质的分解

蛋白质凝固后,如果继续加热,部分蛋白质会逐渐分解,生成蛋白胨、肽类和少量氨基酸,如鸡、鱼、肉汤中就有溶有蛋白质分解的各种产物和一些能溶于水的含氮浸出物,如肌凝蛋白原、肌肽、肌酐和各种氨基酸等,所以汤汁浓稠、鲜味可口。

二、食用油脂在烹饪中的变化

脂肪在烹调加工中对菜肴成型及增添菜肴风味特色的作用明显,但如果方法不当,脂肪会发生一些不利于人体健康的变化,严重影响加工原料的营养价值。

1.增加菜肴的色香味

利用食用油脂沸点高、导热性良好及加热后散热较慢等物理特性,可以使烹调速度加快,让质地鲜嫩的原料在加热过程中减少水分及部分营养素的流失。例如,油炸可使肉表面温度很快达到 120℃ 或以上。使肉料表面形成一层结实的膜,这样既可减少肉中可溶性物质(包括可溶性的营养素)的流失,还可使肴料具有一定的形态。

在烹制过程中,除油脂本身色泽对菜点有影响外,原料中的蛋白质、淀粉、糖类等物质受高温作用,也可因分解而变色,使加工后的菜点滋润光亮,增进菜点美感。猪油在加热过程中不变色。油脂的高温还利于非酶促褐变的呈色反应,使烹饪原料呈金黄色或大红色。

脂肪在受热、酸、碱、酶的作用下可以发生水解反应,产生游离的脂肪酸和具有挥发性的醛类、酮类等化合物,当部分物质散发在空气中,或进入汤内,就会使菜肴具有特别的香味。脂肪酸与酒中的乙醇发生酯化反应,生成具有芳香味的酯类物质,同时菜肴中的芳香物质溶解在油脂中而产生特殊芳香味,使菜肴风味各异。

2.脂肪的热分解

烹调时可见油冒青烟,这是脂肪发生热分解作用的结果。油没有从液态变为气态的变化,也不沸腾,而是在达到沸点之前就开始分解,产生挥发性的分解产物。甘油在高温下分解生成丙烯醛,就是肉眼看到的蓝色烟雾,它是一种具有挥发性和强烈辛辣气味的物质,对人的鼻腔及眼黏膜有强烈的刺激作用,引起流泪等不适反应。

油在加热情况下与空气中的氧发生反应,使直链脂肪酸聚到一起形成环状,这种变化称为油脂的热氧化聚合反应。聚合物的增加,不但使油脂增稠,还会引起油脂气泡,并附着在煎炸食物的表面,这些都是油脂发生氧化聚合作用的结果。油脂氧化聚合的速度与油脂的种类有关。一般来说,亚麻油最易聚合;大豆油、麻油等次之;橄榄油、花生油则较难发生聚合。很少量的金属铁和铜,就能促进这个反应快速地进行,所以油炸锅最好用不锈钢制品。如果使用铁锅,油炸后不要用力刷锅,因为油炸食物后铁锅上有了一层保护膜,留下这层膜,可以减少这类反应的发生。

食用油高温加热,不仅脂肪本身的化学结构发生变化,影响了人体对它的消化、吸收,而且油炸中的其他营养素,特别是脂溶性维生素 A、维生素 D 和必需脂肪酸都可被氧化破坏,使油脂的营养价值降低。因此,在使用油脂时,应尽量避免持续过高的温度。用于油炸食物的油脂,温度最好控制在 180～220℃,以减少有害物质的生成,并注意及时更换。

3. 油脂的氧化酸败

油脂对空气中的氧极为敏感,尤其是不饱和脂肪酸,能自动氧化生成具有不良气味的醛类、酮类和低分子有机酸类,这些物质是油脂哈喇味的主要来源。

不饱和脂肪酸的氧化分解,造成油脂中必需脂肪酸和脂溶性维生素不同程度的破坏,营养价值降低,并且产生对人体健康有害的物质,不能食用。

三、糖类在烹饪中的变化

1. 淀粉在烹饪中的变化

烹调中淀粉能增加菜肴的嫩滑感,提高菜肴的滋味、对菜肴色、香、味、形的形成都有很大作用。肉料如果不经上浆拌粉,在旺火热油中水分会很快蒸发,香味、营养成分也随水外流,质感变糙。原料若上浆拌粉,受热后浆粉凝成一层薄膜,使原料不直接与高温油接触,油不易浸入原料内部,水也不易蒸发,原料不仅能保持良好质感,而且表面色泽光润,形态饱满。

（1）淀粉的糊化与老化及其应用

淀粉是食物中最直接和廉价的能量来源,它提供的热能占人体总能量的 60%～70%。淀粉的种类有两种:一种是能够溶于热水的可溶性淀粉叫直链淀粉(糖淀粉);另一种是只能在热水中膨胀,而不溶于热水的支链淀粉(胶淀粉)。它们均不溶于冷水。淀粉遇温水或热水后,首先膨胀,然后淀粉颗粒内各层分离、破裂,形成均匀糊状的溶液,使其具有胶黏性。

①淀粉的糊化

淀粉在温水或热水中形成胶黏性状溶液(糨糊)的现象,被称为淀粉的糊化作用。

淀粉在烹调过程中会发生糊化,烹饪中的勾芡就是利用了淀粉的糊化性质。淀粉与水混合加热至 60～80℃时,淀粉颗粒会吸收发生溶解膨胀,直链淀粉的螺旋结构受到破坏,伸展成直线型,从淀粉颗粒中溢出,溶解于水中;支链淀粉不能溶于水,但能在热水中膨胀,使体积增大几十倍,甚至几百倍。由于过度膨胀,造成了淀粉颗粒内部的分离破裂,破裂的颗粒与水结合形成稳定的"糊浆",这一过程就是淀粉的糊化。直链淀粉形成的糊浆不稳定,冷却后即与水分离,支链淀粉多的食物糊化后黏度大。例如糯米富含支链淀粉,有很高的黏度,适合做年糕、汤圆等。淀粉糊化的原理广泛应用于烹调过程中,如在面食制作过程中,面粉在常温下吸水率很低,于是人们采用60℃以上的热水和面,使淀粉容易糊化,从而使面团体积增大,黏性增强。有时为使面团略带甜味,厨师会用90℃以上的热水烫面团,这是因为淀粉糊化后结构松弛,易发生水解生成低聚糖和单糖的结果。而且淀粉糊化后,由原来的 b 型淀粉转化为容易消化吸收的 α 型淀粉,提高了淀粉在人体中的生物利用率。

②淀粉的老化

糊化淀粉在室温下冷却,或淀粉凝胶长时间放置,就会变成不透明状或者产生沉淀,这称为淀粉的老化。日常生活中凉的馒头、米饭放置一段时间后会变硬、干缩、口感变差,这是淀粉发生老化的缘故。淀粉老化的最适宜温度为 2 ~ 4℃,淀粉老化实际上是淀粉糊化的逆过程,在糊化过程中已膨胀溶解的淀粉分子重新排列,原来已断裂了的 α 型淀粉分子间的氢键,又重新形成新的氢键,出现了复结晶过程。淀粉老化后,食物口感由松软变成发硬,俗称"回生",不仅口感变差,而且消化率也随之降低。因此人们总是想出各种办法来延缓和阻止淀粉的老化,在食品工业中将刚刚糊化的淀粉在其发生老化前就迅速骤冷脱水,制成方便面、方便粥,这种食品吃时再复水,储存时也不会发生老化现象。

但淀粉的老化也不是一无是处,人们利用淀粉加热糊化、冷却又老化的特点来制作粉丝、粉皮、龙虾片等食品。如绿豆含有较多的直链淀粉,这种淀粉糊化后有很好的胶黏性,冷却后又易老化,得到的绿豆粉丝、绿豆粉皮等成品具有透明、光滑、不断条等特点,是烹调中很受欢迎的材料。

(2)淀粉的分解

淀粉在酶、酸和热的作用下,会发生分解现象。淀粉首先分解为糊精,糊精只是淀粉水解过程中的中间产物,然后进一步分解为麦芽糖、葡萄糖。其反应式如下:

$$淀粉 + 水 \rightarrow 糊精$$

$$糊精 + 水 \rightarrow 麦芽糖$$

$$麦芽糖 + 水 \rightarrow 葡萄糖$$

含淀粉的食物,在高温(180 ~ 200℃)作用下,就可部分变成糊精,如常见的烤面包或馒头表层的棕黄色硬皮和熬米粥时表层的黏性膜,都是淀粉变成的糊精,易于被人体消化吸收。

2.蔗糖在烹饪中的变化

蔗糖是重要的甜味调味品,在烹饪过程中不仅能调和菜肴的滋味,使菜肴、面点增加甜味,还可使菜肴增色。

蔗糖的焦糖化作用:蔗糖在无水条件下加热生成焦糖(糖色)的过程,叫作蔗糖的焦糖化作用。

蔗糖形成焦糖的过程,可分为三个阶段:第一阶段从蔗糖融化开始,经过一段时间后,糖液开始起泡,蔗糖脱去一分子水,生成异蔗糖酐,此时起泡暂时停止;稍停后又发生第二次起泡,这就是形成焦糖的第二阶段,持续时间较第一阶段短,在此期间失水量达90%,形成的产物为蔗糖酐,是一种色素;第二次起泡结束后,即进入第三阶段,进一步脱水形成焦糖素等色素物质。

烹饪中的红烧类菜肴出现的酱红色,就是利用了这一性质。在炒菜和烧菜中加点糖,能增加菜肴的风味,着色防腐,去腥解腻;而在腌制肉类中加点糖,则能使肉中的胶原蛋白膨润,使肉组织柔软多汁。

烹调过程中,蔗糖所发生的另一类反应也与食品的增色有关。当温度升高时,蔗糖遇蛋白质的氨基化合物也发生羰氨反应,生成深褐色的类黑色素,引起食品颜色加深。事实上,几乎所有食物都含有糖类和蛋白质,所以羰氨反应在烹调加工中十分普遍。如焙烤面包时产生的金黄色;烤肉产生的棕黄色;啤酒的黄褐色;酱油的深褐色等,都与食物的羰氨反应有关。

蔗糖加热到150℃开始熔化,继续加热就形成一种黏稠微黄色的熔化物,挂霜拔丝菜就是利用蔗糖的这一特性做成的。

当加热温度超过熔点或在碱性环境下时,糖便被分解产生5-羟甲基糠醛及黑腐质。它们使糖的颜色加深,吸湿性增强,也使糖具有诱人的焦香味。当加热到160℃时,糖分子迅速脱水缩合,形成一种可溶于水的黑色分解产物和一类裂解产物,同时酸度增高,色度加深,因此,在高温下长时间熬糖,会使糖的颜色变暗,质量下降。黑腐质主要影响糖的色泽和吸湿性,而5-羟甲基糠醛会促使糖返砂。

3.麦芽糖在烹饪中的变化

麦芽糖熔点为102~108℃。在酸和酶的作用下,麦芽糖发生水解生成两分子葡萄糖。麦芽糖在温度升高时,分子碰撞没有蔗糖那么剧烈,颜色由浅黄——红黄——酱红——焦黑方向变化。烹调中常利用麦芽糖的这一特性给烤鸭或乳猪上糖色,等到鸭皮色呈酱红时,鸭子正好成熟。麦芽糖中的胶体水不易损失,如一旦失去水分,麦芽糖的糖皮较厚,就会增强烤鸭皮质的酥脆程度。

四、无机盐在烹饪中的变化

一般来说,无机盐的化学性质十分稳定,但如果烹调加工方法不当,如水对原料作用持续的时间过长、水量过大、水流速度过快、原料刀切形状过细、与空气接触面大等,都会造成无机盐很大流失。例如浸发海带时碘将被浸出;动植物食品在受热时发生收缩现象,内部水分便渗出来,大部分无机盐以离子状态存在于水中。如烹制排骨时加入食醋,骨中的钙遇到醋酸便生成能溶于水又易被人体吸收利用的醋酸钙。

无机盐对食物的感官性状影响很大,日常生活中经常用到的食盐、碳酸氢钠(小苏打)都是无机盐。中国人的饮食习惯偏咸,而越来越多的流行病学调查表明,食盐的摄入量与高血压的发生有很密切的关系。

在烹调和食品加工中,经常利用无机盐的某些性质来改变食品的性状。最为典型的例子是豆腐的制作,向豆浆中加入氯化钙、氯化镁等,可以观察到豆浆中的蛋白质迅速凝固。这是由于无机盐可以降低蛋白质凝固点的缘故。无机盐中的钙和镁与食物中的蛋白质结合,像"桥"一样把原本分开的蛋白质链连接在一起形成网状结构,加速蛋白质的凝固。

原料中无机盐的保存量与烹调方法和加工条件有关。如果水焯菠菜,钙不仅没有损失,还略有增加,而铁和锌就没那么幸运,都会损失40%以上。将大豆制成罐头,将损失60%的锌;西红柿罐头的含锌量比鲜西红柿低88%,可见要提高食品中无机盐的含量,烹调和加工方法的合理选择很重要。

五、维生素在烹饪中的变化

食物在烹饪加工时,损失最大的是维生素,在各种维生素中又以维生素 C 最易损失。按维生素的种类,其损失量大小的顺序为:维生素 C > 维生素 B_1 > 维生素 B_2 > 其他 B 族维生素 > 维生素 A > 维生素 E,即水溶性维生素比脂溶性维生素更易损失。

在烹饪过程中,维生素的破坏和损失可以归纳为以下几方面;

1.溶解流失

水溶性维生素,如维生素 B_1、维生素 B_2、烟酸、叶酸,维生素 C 等都溶于水,易通过扩散或渗透过程从原料中浸析出来。流失主要包括以下 3 种途径:烹饪原料在炸、煎、炒过程中,原料中的水吸收热能而迅速汽化,造成维生素的蒸发流失;食物的完整性受到损伤,或人工加入食盐,改变了食物内部渗透压,造成维生素的渗出流失;烹制过程中加水或汤汁溢出,维生素溶于菜肴汤汁中被舍弃而流失。

2. 受热破坏

主要是维生素的化学降解和酶解作用。烹调过程是一个复杂的理化因素交织变化和相互影响的过程,高温、充足的热量和氧气诱发了维生素的氧化反应、热降解反应和光分解作用,它们彼此协同,相互促进,共同推动了维生素的变化。

天然原料中,存在有多种酶,他们对维生素有分解作用。酶在适宜的烹调条件下会加速维生素的破坏,如维生素 C 氧化酶在 $60 \sim 80℃$ 时活性最高,如果把蔬菜、水果放到冷水中,逐渐加温,这种温度条件适合氧化酶起作用,同时水中又溶解大量的氧,维生素 C 因氧化加速而损失更高。

在任何烹调过程中,对于维生素,尤其是水溶性维生素,流失与破坏这两种机制是同时起作用的,只是不同的食品,不同的维生素,不同的烹调方法,其发挥作用的比例不同。

3. 氧化分解

某些维生素(如维生素 A、维生素 C、维生素 E)遇空气易被氧化而遭破坏,因此,在烹饪时,可采取上浆挂糊、加盖锅盖等方法,以减少原料与空气接触的机会,从而减少这些维生素的损失。

4. 加碱破坏

某些维生素(如维生素 C、维生素 B_1、维生素 B_2)在酸性环境下比较稳定,而在碱性环境中很容易被分解破坏,故烹饪时加碱会使维生素损失。

第三节 烹饪对营养素含量的影响

食物经过烹饪后,其营养素的含量有一定程度的改变。但由于各种营养素的性质不同,在烹饪中含量变化的程度也不同。就一般烹饪方法而言,食物中的维生素最易损失,无机盐次之,蛋白质、脂肪和糖类在通常情况下量与质的改变不甚显著。

一、主食在制作过程中营养素的损失

1. 主食初加工中的营养素

(1)米面等粮食,在加工成大米、面粉的过程中,碾磨越精细,营养素损失越多,其中以维生素和矿物质损失最大,如果出品率高,虽然可以保留较多的营养素,但是大量的麸(谷)皮会使粗纤维和植酸增高,影响蛋白质、无机盐等营养素的吸收和利用,所以,1953年国家把标准米和标准粉的出米率和出粉率确定为95%和85%,即"九五米"和"八五粉"。

(2)淘米时要合理洗涤。对大米搓洗次数越多,浸泡时间越长,淘米水温越高,换水次数越多,则各种营养素损失也越多。

2. 主食烹饪中的营养素

(1)烹制主食的常用方法有蒸、煮、烤、烙、炸等,它们对营养素均有不同程度的影响,尤其对维生素 B_1、B_2、尼克酸影响最大。从对营养素的保留方面考虑,蒸(不弃米汤)、烤最好,水煮次之,最差的是高温油炸。

(2)馒头或其他米面食品中,加碱过多时维生素 B_1 破坏得也多,所以用碱量要适中。煮米饭、面条时,有大量的营养素包括蛋白质、脂肪、糖类和水溶性维生素进入汤汁,所以煮饭、面食最好不要弃去米汤和面汤。煮饭时最好用烧开的自来水,因为生自来水中含有一定数量的氯气,煮饭过程中可破坏大量的维生素 B_1,而烧开的自来水中的氯气则已挥发掉了。

(3)用酵母发酵的面团,不仅 B 族维生素的含量会增加,而且还会破坏面粉中所含的植酸盐,有利于人体对钙、铁的吸收,所以应提倡以酵母来代替面肥(含产酸杂菌)进行发酵的方法。

二、副食在制作过程中营养素的损失

1. 烹饪对蔬菜中营养素的影响

(1)蔬菜的初加工

①对蔬菜要进行合理的选择。首先,要选用新鲜的蔬菜;其次,蔬菜的外帮、外皮也要尽可能利用起来,因为一般说来,新鲜蔬菜的外帮和皮中含有比里面嫩心高得多的营养成分。另外,芹菜叶、莴笋叶、萝卜缨不应扔掉,因为它们往往含有比茎、根高得多的养分。

②对蔬菜切洗应得当。首先,应先洗后切,切后则不再浸泡,以减少水溶性营养素的损失;其次,切得不宜过碎,以减少易氧化维生素与空气中氧的接触机会,从而降低其损失;另外,应该现烹现切,降低营养素在保存期间的氧化损失。

(2)蔬菜烹饪中的营养素

烹饪可使蔬菜中所含营养素受到不同程度的破坏。除脂溶性维生素外,无机盐和水溶性维生素都因能溶于水而受到损失,其中损失最大的是维生素 C,而对糖类、脂肪和蛋白质的影响甚微。蔬菜中营养素损失的程度,取决于所采用的加工措施和烹饪方法。

蔬菜在烹饪前的清洗和切配过程中即可造成水溶性维生素和无机盐的损失;先切后洗损失较多,而洗后再切或保持原料处于较完整状态下清洗,维生素和无机盐一般无损失或损失较少。

采用在蔬菜烹饪前先经开水烫,再挤汁烹制的做法,维生素、无机盐的损失较一般炒菜多,如若为了保持蔬菜的嫩绿色泽,而在烫菜或炒菜时加碱,维生素 B_1、维生素 B_2 和维生素 C 的损失将会大大增加。

不适当地加热,也能使维生素遭受到破坏。一般来说,加热的温度越高,时间越长,维生素的损失也就越多。

蔬菜在一般的油炒情况下,加热时间如控制在 10~15 分钟以内,维生素 C 的保存率约为 50%~70%;胡萝卜素的保存率较高,约为 80%~90%。熬煮菜时,由于用水量多,加热时间长,维生素 C 的保存率比急火快炒的方法低得多。但煮菜时,如果水沸后再放菜,则维生素 C 的损失较少(约为 15.3%)。蒸菜比熬、煮保存的维生素 C 多,但随着蒸菜时间的延长,维生素 C 的损失显著增加。炒菜是较好的烹饪方法,维生素 C 损失较少。

2. 烹饪对动物性原料中营养的影响

(1)动物性食品的初加工

应选择成熟期的畜肉以及新鲜的家畜、鱼类等原料,并根据不同的种类、不同的部位,进行洗、切和搭配。

需要洗切的原料应先洗后切,洗时不宜洗得过分,更不要先切后洗,以防止脂肪、蛋白质、矿物质和维生素的流失。

(3)动物性食品的烹饪

动物性食品的烹饪方法大致可分为短时间加热、长时间加热及高温加热三种类型。

短时间加热的烹饪方法(常用的有炒、熘、爆、滑等)是利用热油或沸水,旺火快速成菜,这是使肉类原料营养素损失最小而常用的烹饪方法。

长时间加热的烹饪方法(常用的有煮、蒸、炖、焖、卤、煨、烧、烩等)多采用中火、小火或微火,在沸水或蒸汽中成菜。这种方法不仅有利于蛋白质的水解、变性、变软,还有利于脂肪的充分浸出,从而使汤汁鲜美可口,肉质柔软,有利于消化吸收。

高温加热的烹饪方法(常用的有炸、煎、烘、烤、焗等),是利用高温油脂及较高温度的烘箱,以及盐、砂等对肉类进行烹饪加工,使菜肴具有特殊的风味,肉质变得外酥内嫩,容易消化吸收的方法。但是,此类烹饪方法对营养素(尤其是维生素)的破坏较大,必须严格控制加热温度和时间,否则还会产生对人体有害的物质。

三、烹饪方法对营养素含量的影响

1. 煮:煮是原料加多量汤或清水,旺火烧沸转中小火加热成菜的烹调方法。煮法是和陶器同时出现的,先秦时期(公元前221年之前)的羹、汤大都使用此法制作。

糖类和蛋白质在煮时,会有部分水解,而脂肪则无显著变化。因此,煮有助于食物的消化。水煮对营养素的影响,主要是水溶性维生素(如维生素C、维生素B_1)及无机盐(如钙、磷)溶于水中。

根据实验结果,一般蔬菜与水同煮20分钟,维生素C约被破坏30%,另有30%溶于汤内,耐热性不强的维生素B_1也会遭到破坏。煮菜时若加点碱,B族维生素和维生素C会全部被破坏。水煮面条中部分蛋白质和无机盐转入汤内,B族维生素有30%~40%溶于汤内,所以食用面条时提倡面、汤同食。

2. 蒸:蒸是利用蒸气传热使原料成熟的烹调方法。成品富含水分,比较滋润或暄软,适口性好,营养成分保存较好。蒸法一般要求火大、水多、时间短。蒸时要让笼盖稍留缝隙,使少量蒸气溢出,避免出现回笼水而失去原有的风味。蒸法始于中国,起源于陶器时代,距今已5000多年历史。现在是应用较广泛的烹调技法之一。

蒸对营养素的影响与煮相似,只有部分B族维生素和维生素C损失,无机盐在蒸时并无损失。

3. 炖:炖就是将原料放在炖盅内,加入汤水,加盖,用蒸气长时间加热,调味后成为汤水清澈香浓、物料软烂的汤菜。炖制的成品一般称为炖品。

炖能使水溶性维生素和无机盐溶于汤内,仅维生素遭受部分破坏。肉中的蛋白质部分水解,肌凝蛋白、肌肽、氨基酸等溶于汤中,而使汤味道更鲜美。

结缔组织受热被破坏,其胶原蛋白有部分因水解生成白明胶而溶于汤中,使汤汁具有黏性。烧和煨对营养素的影响与炖相似。

4. 焖:焖以汤汁为主要传热媒介,它是将经过煎或炸、拉油、炊的物料,加入配料、调味品及汤之后,加盖,加热至将要收汁时勾芡成菜的烹调方法。

焖能使部分营养素损失,但营养素损失的程度与焖的时间长短有关。焖的时间长,B族维生素和维生素C的损失大;焖的时间短,损失少。食物经过焖后,消化率将有所提高。

5. 卤:卤是将经加工后的原料放进卤水中加热使其吸收卤味并加热至熟或(焓)而成菜的烹调方法。

卤可使食物的维生素和无机盐部分溶于卤汁中,并有部分损失。部分蛋白质也会进入卤汁中,脂肪也有部分减少。

6. 炸:炸是用大量食油为传热介质,旺火加热的烹调方法。

原料挂糊与否及油温高低可使炸制品获得多种不同的质感。挂糊对原料中的营养素有一定的保护作用,它可以避免原料中的蛋白质、脂肪等直接与热油接触,同时防止了内部水的汽化,使原料内部保存有更多的汁液,有利于风味的形成。反之,如果原料不挂糊,蛋白质因高温炸焦而严重变性,脂肪也因油炸发生一系列反应,使营养价值降低。原料内部的水分吸收大量热量而迅速汽化,使炸制品具有脆、硬的特点。

对于蔬菜来说,油炸要比沸煮损失的维生素多一些,炸熟的肉会损失 B 族维生素。据报道,油温为 163℃时炸牛肉,当成品牛肉的内部温度达 74℃时,会损失 30% 左右的维生素 B_1。

关于油炸食品在膳食中所占的比重,在国际上还存在一些争议。一种看法认为油炸食品高热、高脂,应尽量避免食用;另一种看法是油炸食品应在膳食中占有一定比例,理由是油炸对于原料中的蛋白质和矿物质几乎没有影响;由于抗性淀粉的形成,使油炸土豆中膳食纤维含量增加;由于油炸的高温、短时,有利于原料中热不稳定性维生素的保留;而且油炸类食品也是维生素 E 的良好来源。读者应根据自身的饮食习惯和健康状况,灵活地选择油炸食品的数量和种类。

7. 烤:烤是利用柴草、木炭、煤、可燃气体、太阳能或电为能源所产生的辐射热,使原料成熟的烹调方法。烤制过程中一般不进行调味,原料或在烤前先进行码味处理,或烤制成熟后佐调味品食用。烤法是最原始的烹饪法之一,在人类懂得用火熟食后不久便已出现。生活在几十万年前的"北京猿人"遗址中就发现有在火中烧食后的动物骨骼。

烤是利用热辐射和热空气的对流来传热的一种烹调方法,热量由表及里进行传递,因此原料表面水分子首先获得热量汽化,导致表面失水,再加上表面蛋白质变性和糖类糊化形成一层硬壳,进一步阻止了食物内部水分的汽化,导致烤制品呈现表皮水分含量低、内部水分含量高的特点。

烧烤时所采用的具体方法对食物中维生素的含量影响很大。烤可分为明火烤和暗火烤两种,如在明火上直接烤原料,因火力分散,烤制时间长,从而使维生素 A、维生素 B、维生素 C 受到很大的损失,也可使脂肪受损失;另外,还会产生致癌物 3,4 - 苯并芘;而利用电烤炉来烧烤食物,因干热没有溶出、又受热均匀,所以大大减少了水溶性维生素的损失。据报道,土豆在204℃的电炉中烧烤1小时,维生素C、维生素 B_1 、维生素 B_2 、烟酸、维生素 B_6 、叶酸的保留率均在90%以上。以往的研究表明,当食物用不同的方法烧烤时,其水溶性维生素的损失大小依次为微波<电炉<明火直接烧烤。此外烧烤所用肉类原料的肥瘦度和烧烤时的温度也会对维生素的损失产生影响。一般肥肉中的维生素损失小于瘦肉;较高的烧烤温度,由于用时短,反而会有利于维生素的保留。例如,在121℃时,肥肉中的维生素 B_1 保留率为75.5%,瘦肉为68.1%;204℃时,肥肉和瘦肉中的维生素 B_1 保留率分别是83.2%和70.0%,均高于前者。

8. 熘:熘初始于南北朝时期,是指将加工、切配的原料用调料腌制入味,经油、水或蒸气加热成熟后,再将调制的卤汁浇淋于烹饪原料上或将烹饪原料投入卤汁中翻拌成菜的一种烹调方法。

由于原料外面裹了一层糊,在油炸时糊受热可形成焦脆的外壳,从而对营养素起到保护作用,减少其损失。软熘对营养素的影响与蒸差不多。

9. 爆:爆法有两种:一种是二次加热法,即把食物先放入开水中烫抖一下(约七成熟),再放入九成以上的热油锅中,随放随捞出,然后用调料着芡快包而成。另一种是一次加热法,就是将食物切配、上浆后,放入油锅快煎,随即用调料着芡而成。爆的操作要求主要是,掌握油锅温度,断生捞出,速度要快,以保持食物的脆嫩。

爆要求操作动作迅速,旺火热油。由于原料先经蛋清或湿淀粉上浆拌匀,形成薄膜保护,再下油锅划散成熟,沥去油,加配料,快速翻炒,营养成分基本没有损失。

10. 炒:炒是以少油旺火快速翻炒原料成菜的方法。炒制时油量要少,锅先烧热,旺火热油投料,翻炒手法要快而匀。成菜特点:汁或芡均少,并紧包原料,菜品鲜嫩,或滑脆,或干香。炒法由煎法发展而来,在北魏《齐民要术》中已有“炒”字出现。明清以后,炒法成为使用最广泛的烹调法之一。

急火快炒是一种较好的烹调方法。凡是经蛋清或湿淀粉上浆拌匀,形成保护膜的原料,急炒时各种营养素损失都较少。

干煸法对营养素的破坏较大,除维生素外,蛋白质也因受干热而过度变性,影响消化,降低吸收率,如干煸黄豆、干煸牛肉丝等。

11. 熏:熏是以气为主要导热媒介,将腌制或初步熟处理之后的原料,放入垫有茶叶、白糖、米饭、卫生香(或锯末、蔗渣)及多种香料的铁锅中加热并使熏料散发香气,而使原料成熟并具有浓醇熏香而成菜的烹调方法。熏料放在密封的容器中,而熏制品则放在熏料上面的熏架上,炉火加热后,熏料不完全燃烧而发烟,熏气香味即通过熏烟与原料接触并渗入原料之中。

熏可使食品别具风味,但也会导致致癌物 3,4－苯并芘的产生。同时也会使维生素遭受部分破坏,特别是维生素 C 的损失较多。脂肪也会因烟熏而有部分损失。

12.煎:煎是把加工好的原料排放在有少量油的热锅内,用中慢火加热,使原料表面呈金黄色,微有焦香、肉软嫩熟,经调味而成的一道热菜的烹调方法。

煎用油较少,由于油的热含量大,温度比煮、炖时高,对维生素不利,但损失不太大。其他营养素变化不大。

四、合理的烹饪加工措施

食物原料在烹饪时营养素的损失,虽然不能完全避免,但根据现有的知识,在烹饪过程中采用某些合理的烹饪加工方法,可以减少原料中营养素的损失。

1.适当洗涤

各种烹饪原料在烹饪前都要洗涤,洗涤能减少原料表层微生物的数量,除去寄生虫卵和泥沙等杂物,使其符合食品卫生要求。

米在淘洗前应先挑去沙子等杂物,再用适量的水淘洗 2～3 次即可。淘米次数不宜多,不要用流水冲洗和热水淘洗,更不可用力搓洗或将米浸泡后再淘洗。如果淘米之后又浸泡,应将浸泡后的米水同米一起下锅煮饭。如果米中有霉变米粒或农药残留,可先挑除霉粒,再用温水多搓洗几次,可减少黄曲霉毒素和农药对人体健康的影响。各种副食原料,特别是蔬菜应在切前清洗,不要在水中浸泡,洗涤次数也不宜过多,洗去泥沙即可,以减少无机盐和维生素的流失。

2.科学切配

蔬菜应先洗涤后切配,以减少水溶性维生素的损失。如果蔬菜切后浸泡一段时间后再清洗,水溶性营养素的损失将会大大增加。

实验表明:小白菜先洗后切立即测定,维生素 C 无损失;切后冲洗 2 分钟,维生素 C 损失 8.4%;切后浸泡 5 分钟,维生素 C 损失 14.1%;浸泡 30 分钟,维生素 C 损失 23.8%。

原料切块不宜太小,如果切得太碎,原料中易氧化的营养素(如维生素 A、维生素 C 等)与空气接触的机会增加,其氧化破坏的数量也增加。原料应现切现烹,现做现吃,以减少营养素的氧化破坏。切配的数量应估计准确,一次切配过多,如不及时烹饪或食用,在放置过程中也会增加营养素的氧化破坏。

例如,黄瓜切成片后,放置 1 小时,维生素 C 损失 33% ~ 35%;放置 2 小时则损失达 41% ~ 49%。蔬菜炒熟后,放置 1 小时,维生素 C 损失 10%;放置 2 小时则损失达 14%;5 小时后再回锅烹饪则损失更多。

因此,要使菜肴保留有较多的营养素,应讲究原料的科学切配和切配后的及时烹饪、及时食用。

3. 计划备料

要根据就餐对象的具体情况,准确计算备用原料的数量。如果准备过多,又不能及时烹调食用,会使营养素在储备过程中大量流失。

4. 沸水焯料

高温水烫可使不耐热维生素(如维生素 C、维生素 B_1 和维生素 B_2 等)遭受较严重的破坏。

如小白菜用开水烫后,维生素 C 损失 51.9%。故蔬菜最好不经水烫而直接烹饪。但为了除去原料中的草酸和异味,改善色、香、味或调整各种原料的烹饪成熟时间,许多原料必须要经水烫处理,如菠菜、芹菜、菜花等。水烫时,一定要火大水沸,加热时间宜短,操作速度宜快,原料应分次下锅,使水温不致降低。由于火旺水温很快又达到沸点,原料在沸水中翻转两下即可捞起,这样不仅能减轻原料色泽的变化,同时还可减少维生素的损失。由于蔬菜原料含有抗坏血酸氧化酶,故易使维生素 C 氧化破坏。

蔬菜经沸水烫后,虽然有部分维生素的损失,但却可除去较多的草酸(约60%),有利于钙、铁等无机盐在人体内的吸收利用。

原料出水后,不要挤去汁水,否则会使水溶性维生素大量流失。例如,白菜切后煮 2 分钟捞出,挤去汁水,会使水溶性维生素损失 77%。

此法用于动物性原料,也需旺火沸水,原料(一般是大块原料)投入水中时,因骤然受高温作用,原料表层蛋白质凝固,阻止了内部营养素外溢,否则,水溶性物质的溢出及脂肪流失都较多。

5. 上浆挂糊

烹饪原料如肉片、虾段、鱼块等先用淀粉或鸡蛋上浆挂糊,这样在烹饪时就会在原料表面形成一层保护外壳。这样做首先可阻止原料中的水分和其他营养素大量溢出;其次是保护了营养素不被更多氧化;还有,原料受糊糊层的保护,间接传热,不会因直接接触高温使蛋白质变性过度,又可使维生素少受高温而避免发生分解破坏。这样烹制出的菜肴不仅色泽好、味道鲜嫩、营养素保存多,而且消化吸收率也高。

6. 旺火急炒

在菜肴要做熟的前提下,尽量缩短加热时间是减少原料中营养素损失的重要原则之一。大火热油快炒符合这个原则。烹饪原料经过旺火急炒,由于缩短了菜肴的成熟时间,也就减少了维生素受高温分解破坏的机会,可使原料中维生素的损失率大大降低。

例如,猪肉切成丝,急火快炒,维生素 B_1 的损失率为13%,维生素 B_2 为21%,维生素 PP 为45%。而切成块用文火炖,则维生素 B_1 的损失率为65%,维生素 B_2 为41%,维生素 PP 为75%。西红柿去皮油炒3~4分钟,维生素 C 的损失率仅为6%。

实验证明,叶菜类采用旺火急炒的方法,维生素 C 的平均保存率为60%~70%,胡萝卜素的保存率可达76%~96%。因此,蔬菜在烹饪时,应尽量采用旺火急炒的方法。

在旺火急炒时,应注意加盐不宜过早。过早加盐,由于渗透压增大会使原料中的水分和水溶性营养物质溶出,而造成氧化破坏或流失。

7. 适当加醋或碱,适时加盐

很多维生素都具有在碱性环境中易被破坏而在酸性环境中较为稳定的性质。因此,在菜肴烹制时适当加点食醋会有保护某些维生素(如维生素 C、维生素 B_1 和维生素 B_2 等),减少氧化破坏的作用。

凉拌菜宜提前放醋;烹制某些动物性原料时也可先加醋,如红烧鱼、糖醋排骨等。先放醋可使原料中的钙被溶解得多一些,促使人体对钙的吸收。骨头敲成碎段加醋少许煮汤,可促进钙从骨中的溶出,增加钙的吸收量。

在烹饪时,如煮粥为了增加黏稠度,煮牛肉、豆类或粽子为加速煮软等常常加碱烹制,这样会使维生素大量损失。因此,在烹饪各种食品时,应尽量不加碱,但可以适当加醋,这样能起到同样效果。

食盐具有较高的渗透压,使细胞内水分大量渗出,原料皱缩,组织发紧。由于食盐能使蛋白质凝固脱水,对于一些富含蛋白质、纤维、质地较老的原料,如老母鸡、鸭、鹅、牛肉、豆类等若过早放盐,会使其表面蛋白质凝固,内层蛋白质吸水难,不易煮烂。这样不但延长了加热时间,而且影响人体消化吸收。调制肉馅时则应先加盐,可使肉馅黏度变大,使肉馅中的水与蛋白质结合,加热后的肴料质地柔软滑嫩有弹性。

8. 勾芡收汁

勾芡不仅使汤汁浓稠且与菜肴融合,菜肴味美可口,并且也有保护营养素的作用。这主要是因为芡汁中的谷胱甘肽含有巯基(—SH),具有强还原性,可保持维生素 C 还原状态,以减少维生素 C 被氧化破坏的机会。同时,由于汤汁浓稠也减少了无机盐等营养素的流失。另外,某些动物性原料,如肉类等也含有谷胱甘肽,所以肉类与蔬菜在一起烹饪也有同样效果。

9. 酵母发酵

制作面食时,要尽量使用鲜酵母或干酵母。酵母菌具有合成 B 族维生素的能力。

在面团发酵过程中,随着酵母菌的大量繁殖,面团中 B 族维生素的含量也会增加。另外,使用酵母菌发酵时,由于产热可提高植酸酶的活性(此酶在55℃时活性最强),使面粉中的植酸盐释放出游离的钙和磷,增加钙、磷的利用率。植酸的减少也可消除其对铁、锌、铜等元素吸收的影响。有时面食在发酵过程中产酸过多,必须用碱来中和,这时应以中和过多的酸为标准,不宜多加。否则,会使 B 族维生素严重损失。

第四节　制备过程对食物营养素的影响

食物在烹调前要经历一系列初加工,以保障食品在运输、分配过程中的安全卫生和营养价值,处理方法依据食物种类和加工目的的不同而异。

一、射线辐照

食品的辐照处理是指通过辐射能在食品内部产生一系列作用,是达到灭菌、延长食物货架寿命的一种食品保藏方法。例如,采用辐照保藏洋葱、土豆、苹果、草莓,不但延长了保藏期,而且改善了商品质量。同时辐照也有潜力作为控制食品中害虫,抑制植物性食品发芽和其他自发变质机制的手段。相对于传统的热灭菌方法,辐照处理被称为"冷杀菌"。在食品工业所规定的辐照强度下,经射线加工处理的食品是安全的,对食品的营养价值几乎没有影响。高剂量的电离辐射能改变对正常生命十分必要的有机和生化化合物的结构,对于食品,就像过度加热使食品变质一样,过度剂量的辐照,对蛋白质、糖类、脂肪、色素、风味、酶等都有不利的影响。不同的食品材料对电离辐射的敏感性差别很大。例如腌猪肉可以承受 56 千戈的辐射剂量并可保持令人十分满意的感官质量,还可在微生物学上达到无菌。另一方面,某些蛋白质在低得多的剂量下就变得高度紊乱,出现不同程度的分子伸直、展开、聚集、分裂和裂解出氨基酸和氨。蛋清是一种特别敏感的蛋白质混合物,用 6 千戈的中等剂量辐射就使其变稀和变得像水一样,这个剂量不足以杀灭鲜蛋中存在的全部微生物。因此并不是所有的食品都能用辐照灭菌。与传统的热灭菌方法相比,它可以减少维生素 B_1 的损失和维生素 B_6 的降解,对维生素 B_2 和烟酸的影响较小。

二、冷冻保藏

冷冻是最常用的食品保藏方法,它包括冷藏与冻藏。一般来说,冷藏是指保藏温度为 $-2 \sim 16℃$。商用和家用冷藏柜的操作温度通常在 $4.5 \sim 7℃$,纯水的冰点是 $0℃$,但大多数食品在 $-2℃$ 或更低的温度下才会结冰。在冷藏温度下,致病菌不能生长,绝大多数腐败菌被抑制,因此冷藏食品仍然存在由细菌生长导致变质的可能性。冷藏食品的保质期为几天至几星期。冻藏所需的温度一般在 $-18℃$ 或更低,腐败菌或病原菌几乎不再生长,食品中的活菌数量呈不断下降的趋势。冻藏食品的保质期可达几个月,甚至几年。

水果和蔬菜在冷藏条件下仍然具有呼吸作用和代谢活性,这使食品内部的营养成分比例会发生微妙的改变。如甜玉米仍能代谢自身的糖,使其丧失部分甜味,但这并非真正意义上的营养损失,只是将糖分转化为淀粉。但是,冻藏过程中食品的一些其他变化则确实造成了营养成分的损耗,一个典型的例子是许多食品在较短的储存期内就会出现维生素 C 的损失(表 4 - 1)。

冻藏较之冷藏会造成很多的维生素损失。冷冻全过程包括预冷冻、冰冻储存、解冻三个阶段,维生素的损失主要集中在解冻过程中,水溶性维生素因溶解在冰晶融化的水中而造成流失。例如蔬菜类经冷冻后会损失 $37\% \sim 56\%$ 的维生素 B_6,肉类食品经冷冻后泛酸的损失为 $21\% \sim 70\%$。

表 4 - 1　蔬菜冷藏过程中维生素 C 的损失

食品名	时间(天)	温度(℃)	损失率(%)
芦笋	1	1.7	5
	7	0	50
冬季花椰菜	1	7.8	20
	4	7.8	35
青刀豆	1	7.8	10
	4	7.8	20
菠菜	2	0	5
	3	1.1	5

据研究,在 -18℃储存 6~12 个月的条件下,芦笋、利马豆、甘蓝、菜花、菠菜的维生素 C 损失率分别为 12%、51%、49%、50% 和 65%。可见,不同种类的蔬菜在冻藏过程中维生素的损失是不同的。水果及其产品经冷冻后维生素 C 的损失较复杂,与许多因素有关,如种类、品种、汁液固体比、包装材料等。但无论是蔬菜还是水果,温度无疑是一个十分重要的影响因素:温度越高,维生素降解的速度越快。从 -18℃上升至 -7℃,蔬菜和水果的维生素 C 降解率分别提高了 6%~20% 和 30%~70%。

三、漂洗与切割

食物生料在入锅烹调前要经过漂洗、切割等加工过程,切洗的习惯将直接影响最终菜肴的营养价值。对完整的蔬菜、水果进行清洗时,由于食物外面有天然外皮的包裹保护,故不致损失营养素。因此将食物去皮后清洗,因失去表皮的机械阻挡作用会造成水溶性营养成分的流失,此外丢弃表皮本身所含有的丰富的维生素和矿物质,也会降低食物的营养价值。同理,为避免可溶性营养素的损失,大米在淘洗时要轻,不要用力反复搓洗,用水量和淘米次数尽量减少。据测定:米淘洗 2~3 次,维生素 B_1 可损失 29%~60%;维生素 B_2 和烟酸损失 23%~25%;无机盐约损失 70%;蛋白质损失 16%;脂肪损失 43%;糖类损失 29%。之所以出现这样的情况主要是因为附着于米粒表面的细米糠比米粒本身含有更为丰富的营养物质;细米糠的蛋白质含量高达 14%,比米粒高出 6%,米糠中含有的维生素 B_1 含量高出米粒 1 倍多。

切割后食品原料的体积、形状对营养素的损失也会产生影响,原料被切割得越碎,单位体积越小,则营养素的损失越大。在完全相同的生产过程中,土豆泥只保留 9% 的维生素 B_1,维生素 C 和叶酸的保留率均在 50% 以下,而土豆片可保留 63% 的维生素 B_1,维生素 C 和叶酸则均达到 50% 以上。这是因为刀工越细,则原料与空气接触和受光面积越大,促进了维生素 C 和 B 族维生素的氧化和光解。但也不是说,刀工精细就不好,要视烹调方法和就餐者具体要求而定。例如对于油炸食品而言,切割精细,有利于提高物料的吸油率,从而提高食物的脂肪含量和维生素 E 的含量。

蔬菜先洗后切与切后再洗,其营养价值差别很大。如以新鲜绿叶蔬菜为例,在洗切后马上测定维生素 C 的损失率为 0~1%;切后浸泡 10 分钟会损失 16%~18.5%,切后浸泡 30 分钟则维生素 C 会损失 30% 以上。先切后洗之所以不利于营养素的保留,是因为切割破坏了食物原有的组织结构,使其失去完整性,在用水冲洗的过程中,大量的水溶性营养素溶出而流失。

四、焯水

对某些蔬菜烹调前进行焯水处理,可损失部分维生素 C、B 族维生素和可溶性无机盐,但也可以去除草酸,促进钙的吸收。草酸是一种有机酸,它可与钙结合为不溶性的草酸钙且不能被小肠黏膜吸收。同时,草酸还会妨碍小肠黏膜对铁的吸收。但草酸易溶于水,尤其是在 100℃ 的沸水中,蔬菜组织中的草酸易扩散到水中。因此烹调含草酸较多的蔬菜时,如菠菜、苋菜、空心菜和茭白等,先用沸水焯一下可有效地去除草酸。焯水时应采用沸水,多水量,短时,以尽量减少其他水溶性营养素的损失。

第五节　食物搭配禁忌

饮食宜忌与人体正常的生长发育、生理活动以及患病时的机体修复都有十分密切的关系,这也正是中医营养食疗的重要内容之一。只有讲究食物的性味调和,注意食物的搭配、食用、加工、烹调、存储宜忌,才能充分发挥食物在养生保健、防病治病方面的重要作用。如果食物搭配不当,不仅会抵消食疗作用,甚至会严重危害人体健康。

一、蔬菜的相克食物

1. 菠菜 + 韭菜→滑肠腹泻

菠菜不可与韭菜、韭黄同食,同食有滑肠作用,易引起腹泻。

2. 韭菜 + 蜂蜜→腹泻

因为韭菜辛温而热,含大蒜辣素和硫化物,与蜂蜜的食物药性相反,所以二者不可同食。另外韭菜含有较多的膳食纤维,能增进胃肠蠕动,有泻下作用,蜂蜜可润肠通便,二者同食易导致腹泻。韭菜与韭黄都不可与蜂蜜同食。

3. 韭菜 + 牛肉→发热上火

韭菜和韭黄都不可与牛肉同食,同食令人发热"上火"。

4. 韭菜 + 牛奶→影响钙吸收

牛奶含钙丰富,钙是构成骨骼和牙齿的主要成分。牛奶与含草酸较多的韭菜混合食用,会影响钙的吸收。

5. 韭菜 + 酒→胃肠疾病

韭菜与酒同食易引起胃肠疾病。韭菜性辛温,能壮阳活血;白酒性太热,含有大量乙醇,刺激性强,能扩张血管,加速血液循环。吃韭菜尤其是偏生的韭菜,同时喝白酒,如同火上浇油,可引起胃炎或胃肠道疾病复发。

6. 莴苣 + 蜂蜜→腹泻

莴苣性寒;蜂蜜性凉,具有润肠通便的功效。二者同食不利肠胃,容易导致腹泻。

7. 茄子 + 螃蟹→损肠胃

茄子忌与螃蟹同食,因二者均属寒凉之物,同食易损伤肠胃。

8. 西红柿 + 螃蟹→腹泻

西红柿与螃蟹都属于性味寒凉之物,同食会引起腹泻。

9. 冬瓜 + 鲫鱼→脱水

冬瓜与鲫鱼同食可能会发生脱水现象。

10. 萝卜 + 人参→药效相反

服用人参、西洋参时不要吃萝卜。人参大补元气,萝卜熟食则破气,一补一破,药效相反,人参就起不到补益作用了。

二、水果的相克食物

1. 梨 + 螃蟹→伤肠胃

梨味甘微酸性寒,多食损人。由于梨性寒凉,螃蟹亦冷利,二者同食,伤人伤胃。

2. 枣 + 葱→头昏、脏腑不适

枣不可与葱同食,否则令人头昏脑涨,脏腑不适。枣甘辛温热,葱性辛助火,所以二者不可同食。

3. 柿子 + 螃蟹→寒凉腹泻

柿子和螃蟹同属寒性食物,不宜同时食用。柿子中的鞣酸与螃蟹中的蛋白质结合生成鞣酸蛋白,成为不易消化吸收的团块,刺激肠胃,可引起呕吐、腹痛、腹泻等症状。螃蟹肥美之时也正是柿子成熟的季节,尤其应当注意螃蟹忌与柿子混吃。

从食物药性看,柿子和螃蟹都属寒性食物,二者同食更易损伤肠胃,特别是体质虚寒者应禁食。

4. 柿子 + 章鱼→上吐下泻

柿子甘涩性寒,章鱼味甘咸寒,二者都属于寒凉的食物,同食易导致腹泻。同时章鱼中丰富的蛋白质与柿子中的鞣酸结合,生成鞣酸蛋白,刺激肠胃,会引起呕吐、腹痛、腹泻等症状。

5. 柿子 + 海带→胃肠不适

柿子与海带不宜同吃。柿子中的鞣酸会与海带中的钙结合生成不溶性的物质,影响人体对某些营养成分的消化吸收,导致胃肠不适。

6. 柿子 + 紫菜→胃肠不适

柿子与紫菜不宜同吃。紫菜与海带一样富含钙,柿子中的鞣酸会与海带中的钙结合生成不溶性的物质,影响人体对某些营养成分的消化吸收,导致胃肠不适。

7. 柿子 + 酒→结石

酒会刺激胃肠道使胃酸分泌增加,柿子中的鞣酸与胃酸会形成黏稠物质,易与膳食纤维结成团,形成柿石,也就是结石。另外,柿子性寒,酒性热,二者不宜同食。

8. 柿子 + 酸菜→胃石症

柿子不可与酸菜同食,吃过柿子后也不宜饮用酸汤,否则可能会引起胃石症。

9. 柿子 + 红薯→胃柿石症

红薯忌与柿子一起吃。人吃了红薯后胃里会产生一些盐酸,另外红薯内还含有丰富的膳食纤维,这些物质与柿子中的胶酚、果胶结合,容易形成"胃柿石"。

胃柿石是胃结石的一种,如果胃柿石长期滞留于胃中,会刺激胃黏膜,引起炎症、糜烂、溃疡,并引起胃功能紊乱,即胃柿石症。胃柿石严重时可导致胃出血,危及生命。

10. 橘子 + 螃蟹→气滞生痰

橘子性寒,聚湿生痰,螃蟹寒凉,与橘子同食会导致气滞生痰。气管炎患者尤其要注意二者不可同吃。

11. 橘子 + 蛤→气滞生痰

蛤与螃蟹的性味相似,与橘子同食会导致气滞生痰。

12. 柠檬 + 牛奶→影响消化

柠檬含有非常丰富的鞣酸,会与牛奶中大量的蛋白质化合成鞣酸蛋白,不但蛋白质受到破坏,而且影响人体对营养成分的消化吸收,会引起腹痛、便秘等症状。

13. 猕猴桃 + 乳品→腹痛腹泻

由于猕猴桃中维生素 C 含量颇高,易与奶制品中的蛋白质凝结成块,不但影响消化吸收,还会使人出现腹胀、腹痛、腹泻,故食用猕猴桃后一定不要马上喝牛奶或吃其他乳制品。

三、肉类的相克食物

1. 猪肉、猪蹄 + 豆类→腹胀气滞影响矿物质吸收

猪肉与豆类同食易引起腹胀气滞。从现代营养学观点来看,豆类与猪肉忌搭配,因为豆中植酸含量很高,60% ~ 80% 的磷是以植酸形式存在的,它常与蛋白质和矿物质元素形成复合物,影响二者的可利用性,降低利用效率;另外,豆类与瘦肉、鱼类等荤食中的矿物质如钙、铁、锌等结合,会干扰和降低人体对这些元素的吸收。故猪肉忌与豆类搭配,比如猪蹄炖黄豆是不科学的菜肴。

2. 狗肉 + 葱→助热生火

狗肉性热,助阳动火;葱性辛温发散,利窍通阳。二者同食,助热生火,有鼻衄症状者尤其应当注意。

四、水产品的相克食物

1. 鲤鱼 + 红豆→排尿过多

鲤鱼忌与红豆同食。鲤鱼利水消肿;红豆甘酸咸冷,解热毒。二者同食,利水作用更强,能辅助治疗肾炎水肿,但这只是针对病人而言,常人不可食用。

2. 紫菜 + 酸涩的水果→胃肠不适

紫菜含有丰富的钙,柿子、葡萄、山楂、石榴等酸涩的水果中含有大量的鞣酸,鞣酸会与紫菜中的钙结合生成不溶性的物质,影响人体对某些营养成分的消化吸收,导致胃肠不适。因此,紫菜不要与酸涩的水果同食,也不要在间隔很短的时间内食用。

3. 海带 + 酸涩的水果→胃肠不适

吃海带不要立刻吃酸涩的水果。柿子、葡萄、山楂、石榴等酸涩的水果中含有大量的鞣酸,鞣酸会与海带中的钙结合生成不溶性的物质,影响人体对某些营养成分的消化吸收,导致胃肠不适。

4. 海带 + 茶(或酒)→胃肠不适

吃海带后不要马上喝茶(或酒),否则会影响人体对某些营养成分的消化吸收,导致胃肠不适。

5. 海带 + 猪血→便秘

猪血与海带同食容易导致便秘。

6. 水产品 + 含鞣酸多的水果→便秘

一般水产品除含钙、铁、磷、碘等矿物质外,还含有丰富的蛋白质,而山楂、石榴、柿子、葡萄等水果都含有鞣酸,若混合食用会化合成鞣酸蛋白,不但蛋白质受到破坏,而且这种物质有收敛作用,会形成便秘,增加对肠内毒物的吸收,引起腹痛、恶心、呕吐等症状。这些水果不宜与水产品同时食用,最好间隔4小时以上再食用。

五、五谷杂粮的相克食物

豆腐+葱→损钙、生结石

葱含有大量的草酸,豆腐中的钙与草酸结合会生成不易被人体吸收的草酸钙,阻碍人体对钙的吸收,而且容易形成结石,对身体健康十分不利。小葱拌豆腐是一道传统凉菜,但是现在这种搭配被证实是不科学的。

六、调料的相克食物

1. 大蒜+蜂蜜→腹泻

大蒜辛温性热,所含的辣素与葱相似,其性质与蜂蜜相反,二者同食容易导致腹泻。

2. 碱+绿色蔬菜→破坏维生素C

有人烹调绿色蔬菜时喜欢放点碱,这样炒出来的蔬菜颜色鲜艳。这种做法是不可取的。蔬菜特别是绿色蔬菜中含有丰富的维生素C,维生素C在碱性溶液中易氧化失效。大火快炒比加碱更能保护蔬菜中的营养成分和菜品的颜色。

七、饮品的相克食物

1. 酒+辛辣食物→上火

酒后食辛辣之物,手脚无力。酒本来就属大辛大热极具刺激性的饮品,辛辣食物如辣椒、洋葱、芥末等也属热性食物,刺激性也较强。二者同食进入胃中,刺激性极强,生火动血,后果严重。阳盛阴虚体质的人更忌同食。另外,辛辣刺激性食物会刺激神经,扩张血管,更助长了酒精麻醉的作用,使人久醉不醒。喝过酒后应隔一段时间,等酒精的作用消解后再吃辛辣食物。

2. 咖啡+酒→刺激人体

咖啡所含咖啡因具有兴奋作用,酒中含有的酒精同样具有较强的兴奋作用。二者同饮,对人体产生的刺激十分强烈。如饮用时恰逢心情紧张或是心情烦躁,则会加重紧张和烦躁情绪;患有神经性头痛的人如此饮用,会立即引发病痛;患有经常性失眠的人如此饮用,会使病情恶化。心脏有问题或是有阵发性心动过速的人,将咖啡与酒同饮后果更严重,很可能诱发心脏病。如果无法避免二者同时饮用,应饮用大量清水或是在水中加入少许葡萄糖和食盐喝下,则可以缓解不适症状。

3.咖啡+烟草→致癌

咖啡与烟草相克。有报道称,美国科学家通过调查发现,咖啡因对胰腺癌的形成有不可忽视的作用,常喝咖啡的人比不喝咖啡的人患胰腺癌的可能性大 2~3 倍。而吸烟者若每日喝 3 杯或更多的咖啡,会使他们患胰腺癌的可能性增加 4 倍;而不吸烟者,即使喝大量咖啡也不会有这样的危险。当咖啡与烟草相遇时,其后果不言而喻。

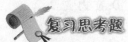复习思考题

1.名词解释

(1)合理烹饪　　　　　　　　(2)蛋白质的热变性作用

(3)淀粉的糊化作用　　　　　　(4)蔗糖的焦糖化作用

2.填空题

(1)挂糊、上浆、勾芡过程中蛋液经加热后变性,是利用蛋白质的_____作用。

(2)淀粉在酶、酸和热的作用下,会发生_____现象。

(3)烹饪中的红烧类菜肴的酱红色是利用_____性质。

(4)韭菜与蜂蜜同食,可引起_____症状。

(5)在正式加热前利用焯水除去_____,可使蔬菜的 pH 值接近中性。

3.判断题

(1)制汤时加盐过早,会使原料中的蛋白质凝固速度加快,不利于鲜味浸出。

(2)明胶是胶原分子的热分解产物,它可溶于任何温度的水。

(3)制作酸奶的主要原理是酸促使蛋白质变性。

(4)粉丝、粉皮是利用淀粉的热变性作用制成的。

(5)高温烹饪,主料用鸡蛋清或干、湿淀粉上浆加以保护,可防止蛋白质过度变性。

(6)蛋白质凝固强度与自身含水量无关。

4.选择题

(1)食物在烹饪加工时,其中的维生素最易损失的是_____。

A.维生素 B$_1$　　　　B.维生素 B$_2$　　　　C.维生素 C　　　　　　　　D.维生素 E

(2)下列烹饪方法中,能使维生素损失较少的是_____。

A. 炸　　　　　　B. 炒　　　　　　C. 烤　　　　　　D. 熏

(3) 原料中的营养素在加热过程中损失最大的是_____。

A. 矿物质　　　　B. 动物胶　　　　C. 蛋白质　　　　D. 油脂类

(4) 鲤鱼和红豆同食属食物禁忌,引起的症状是_____。

A. 排尿过多　　　B. 胃肠不适　　　C. 便秘　　　　　D. 腹泻

(5) 烹调好的蔬菜再回锅加热,损失最大的是_____。

A. 蛋白质　　　　B. 脂肪　　　　　C. 维生素　　　　D. 碳水化合物

(6) 在烹调加热时食用油脂及_____最易发生氧化作用。

A. 糖　　　　　　B. 维生素　　　　C. 蛋白质　　　　D. 矿物质

5. 问答题

(1) 合理烹饪的意义是什么?

(2) 蛋白质的热变性有哪些表现?

(3) 在烹饪过程中怎样才能减少维生素的损失和破坏?

(4) 烹调对蔬菜类食物有什么影响?

(5) 在烹饪过程中,如何减少原料内营养素的损失?

6. 论述题

(1) 合理烹饪的加工措施有哪些?

(2) 举例说明水产品相克的食物及相克原因。(3 个以上)

第五章　食品污染与食源性疾病

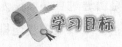 学习目标

1. 了解食物中毒的相关常识,掌握常见食物中毒的分类及预防措施。

2. 了解与饮食有关的传染病和寄生虫病,使学生增强食品安全意识,重视食品卫生管理工作。

3. 了解食物过敏产生的原因、过敏源、典型症状,掌握食物过敏的预防措施。

第一节　食品污染

食物本身一般并不含有有害物质,或因含量极少而不具有实际卫生意义,但是,食物在从种植、养育到收获、捕捞、屠宰,从生产、加工、储存、运输、销售、烹调直到食用的整个过程中,都有可能引入某些有害因素,使食物受到污染,以致降低食品的卫生质量,并对人体造成不同程度的危害。

一、食品污染的分类

1. 生物性污染

(1)细菌及其毒素。食品中常见的细菌,称为食品细菌。食品细菌包括能引起食物中毒的、人畜共患传染病的以及其他以食品为传播媒介的致病菌,也包括仅能引起食品腐败变质,并可作为食品受传染的标志的非致病菌,另外,还包括一些在一定条件下能引起人体疾病的致病菌。细菌污染食物后,细菌本身或其代谢产物(细菌毒素)都可能是致病原。

(2)霉菌及其毒素。有卫生学意义的霉菌主要有曲霉菌属、青霉菌属和镰刀菌属,霉菌的有毒代谢产物称为霉菌毒素。当温度和湿度较高时,霉菌就会在农产品上大量生长繁殖,特别是玉米、花生等受潮后污染最重。霉菌及其毒素污染食物后,使食物的使用价

值降低或丧失使用价值。毒素可引起人体中毒，有的还有致畸、致癌和致突变作用。在各种霉菌中，黄曲霉毒素的毒性最大，

（3）病毒对食品的污染。病毒广泛存在于自然界，有卫生学意义的主要为肠道病毒和肝炎病毒。这些病毒从带毒者粪便排出后污染食物或水源，在自然界中可存活很长时间，人体食入含有致病病毒的食物就可能患病，危害健康。

（4）寄生虫对食品的污染。寄生虫和虫卵对食品的污染往往是由通过食品而使人致病的蛔虫、华支睾吸虫（肝吸虫）以及旋毛虫等造成的。这些寄生虫的虫卵随人粪便排出体外，粪便又未经过处理而使中间宿主感染。人若食用被寄生虫或虫卵感染的动植物（中间宿主），则可能患寄生虫病。例如，人食用未煮熟的猪肉或牛肉，可能患囊尾蚴病；吃生猪肉可患旋毛虫病、华支睾吸虫病；吃生鱼肉可能感染华支睾吸虫病；吃未煮熟的淡水蟹、虾可能感染卫氏并殖吸虫病；而蔬菜、瓜果等易传播蛔虫病，水生植物（如茭白、菱角等）可传播姜片虫病。这些寄生虫感染人体后，可夺取人体营养，对机体造成机械性损伤，或寄生虫的代谢产物对人体造成全身性毒性损害。

（5）昆虫对食品的污染。粮食和副食品在不良的储存条件下，容易滋生各种有害昆虫，如甲虫类、蛾类、螨类、蝇蛆等，致使食品感官性状恶化。其中以蟑螂、苍蝇的危害最深。

（6）动物对食品的污染。动物污染主要是指老鼠的污染，老鼠啃食糕饼和各种原料，还能传播鼠疫、流行性出血热、地方性斑疹伤寒等多种疾病，

2. 化学性污染

（1）化学农药对食品的污染。化学农药在农业上广泛使用后，对减少病、虫、杂草危害，促进农业丰产起了一定的作用，但由于使用量和品种的不断增加，加上有时使用不恰当，已经使环境和食品受到污染，污染物随着食物链而逐级进入人体，给人、畜及其他有益生物带来潜在的危害。

（2）金属毒素对食品的污染。某些金属如超量存在于食品中是有害的，如汞、铅、铜等。金属毒物进入人体后，元素本身不发生变化，可能在体内蓄积或转化为毒性更大的化合物。进入人体的金属元素达到一定的量后，便可出现毒性反应，一般为慢性毒作用，如铅对造血系统，汞对神经系统和对骨骼等均有不良影响，某些金属还有致癌、致畸和致突变作用。

（3）非金属毒物。非金属毒物指砷、硒、氟等，其中硒和氟是人体必需的微量元素，但在过量摄入时便对机体有害，而砷一般被认为是一种有害元素。

（4）有害化合物。有害化合物包括多环芳烃、亚硝基化合物及食物中天然存在的有害物质。

多环芳烃 X 类是由煤炭、石油、木柴等燃烧不完全而产生的,种类很多,有些已经被证实具有致癌性,其中 3.4 - 苯并芘是一种普遍存在的致癌物,多环芳烃污染食品主要来源于食品熏烤过程和工业企业废烟气污染等方面。

N - 亚硝基化合物是由亚硝酸盐的亚硝基与中胺类等反应而生成的,许多种 N - 亚硝基化合物都有很强的致癌作用。

3. 放射性污染

天然放射性物质、核爆炸以及核电站等和平利用原子能设施的三废,都会污染环境,直接或间接污染食品。

人体受放射性元素的影响,可产生组织癌变,致生殖功能下降、基因突变和染色体畸变。通过食物摄入的放射性元素通常剂量较小,主要产生远期的潜在性危害。

二、食品污染的来源

烹饪原料在保管、运输与加工过程中,食物在烹制和食用前的各个环节均可因污染物的侵袭而引起食物污染。食物污染的来源十分广泛,主要来自以下几个方面:

1. 环境污染物

在自然环境中,工业三废(废水、废渣、废气)、化学农药和生活污水是食物的主要污染源,它们可从各种途径使食物受到污染,也可通过食物链由低等生物向高等生物转移。在这一转移过程中,每经过一种生物体,其浓度明显升高,这种现象称为生物富集作用。由于这种作用,污染物在沿着盘根错节的食物链进入人体时,将可能比环境中的浓度高出数百甚至数百万倍。

2. 天然存在于食物中的有毒有害物质

（1）某些食物具有天然毒性成分,这些有毒成分在烹饪加工过程中没有去掉或未完全除去,残留量过大,从而对人体造成危害,如蛋清中的蛋白酶抑制剂、谷类和油籽中的植酸和植物凝血素、河豚素。

（2）食物天然成分在加工中形成的有害物质,常见的是美拉德反应的产物,产生此反应时,产物为棕褐色的化合物。有一部分美拉德反应产物有慢性毒性和致突变性。

（3）某些营养素的过量使用也会对人体造成损害,尤其是脂溶性维生素和某些微量元素,过量使用会引起人体的过剩性中毒,

3.食品添加剂

为了改进食品的色、香、味和某些食用性质,在加工中加入某些适宜的添加剂,对提高食品的质量是有益的,但不恰当地使用合成添加剂,会给人体造成有害的影响,特别是不遵守食品添加剂的使用原则,违反规定及滥用食品添加剂,更能造成人体的急性、慢性中毒。

4.食品包装材料与容器中的有害物质

陶瓷、塑料、玻璃纸盒及其他包装纸等,它们的溶解物都会污染食品,如陶器中的铅,聚氯乙烯中的氯乙烯单体和增塑剂,加入塑料薄膜中的染料和抗老化剂,报纸、书刊印刷时使用的油墨和彩色纸张中可能含有的多氯联苯,都可能污染食品,损害人体健康,但市售的食品袋、食品盒等都是以聚乙烯或聚丙烯制成的。

5.烹饪加工过程中的有害物质

食品在烹调加工过程中特别是熏烤食物时,直接与炭火接触即可受到多环芳烃的污染,也可能受 N-亚硝基化合物等致癌物质污染。烹调加工过程本身也可产生致癌物质,食品中脂类可因高温而形成多环芳烃,鱼、肉经烹调后特别在腌制时常常因加入硝酸盐类而形成亚硝胺等物质。

三、食品的腐败变质

食品的腐败变质一般是指食品在一定环境因素影响下,主要由微生物的作用而发生人们所不期望的组合成分和感官性质的变化,如鱼肉的腐臭,油脂的酸败,水果、蔬菜的腐烂,粮食的霉变等。

1.食品腐败变质的原因

食品腐败变质的过程实质上是食品中蛋白质、糖、脂肪等营养素的分解、变化,是十分复杂的,其原因也是多方面的,一般可以从食品本身、微生物及环境因素三方面来考虑。

食品多数为动植物组织的一部分,含有一定的有机营养物质和水分,在保存中常因其所含酶类的活动而继续进行生物化学变化,如肉类的僵直和成熟、粮豆果蔬的呼吸等,引起其组织成分的分解,为微生物提供了生长繁殖的良好条件。尤其在组织溃破和细胞膜破裂时,将加速腐败变质。

影响食品的环境因素,如一定的温度、湿度、阳光和空气以及不合卫生要求的食品包装,或不按卫生要求使用农药或化学添加剂等,都可使食物受到对人体有害物质的污染,发生变质。

微生物的作用是食物变质的一个主要原因。引起食品腐败变质的微生物,以非致病菌为主,霉菌次之,酵母菌又次之。食品原料在加工前的生长、运输、存储过程中即已被这些微生物污染。在加工过程中的处理、消毒和灭菌等,可使食品中微生物的数量明显下降,甚至可使微生物完全消除。原料的污染程度会影响到加工过程中微生物的下降率,如果加工烹饪过程中卫生条件差,还会出现二次污染,当残存在食品、菜肴中的微生物有繁殖条件时,就会出现微生物数量骤然上升的现象。加工后的食品在储存过程中,微生物的生长有两种情况,一种是食品中残留的微生物或再度污染的微生物,在遇到适宜条件时大量生长繁殖,从而使食品发生一系列的复杂变化,出现腐败变质;另一种是食品没有出现再次污染,在加工后仅残留少量微生物,也得不到生长繁殖的适宜条件,因此,随着储存期限的延长,微生物数量不断下降。

2. 食品腐败变质后的外观表现

食品的腐败变质,首先,会使人产生厌恶的感觉,如刺激性气味、异常色调、特殊味道、产生黏液、组织溃烂;其次,是食品成分分解、营养价值降低。另外,还由于微生物的大量污染,增加了病原体存在的可能,从而威胁人们的健康。所以,在食品贮藏中,必须采取措施尽量防止食品的腐败变质。

3. 避免食品腐败变质的控制措施

针对前面谈到的食品腐败变质原因,可采取不同措施以减少乃至防止食品的腐败。最有效的措施是尽量减少微生物污染和抑制微生物的活动,其次是对食品采取抑菌或灭菌的方法,控制食品腐败。

下面介绍几种常用的食品保藏方法:

(1)低温防腐:低温可以抑制微生物的繁殖和活动,降低酶的活性和食品内化学反应的速度。当环境温度在10℃以下时,可使微生物的作用大为减弱;0℃以下时,基本上可以使微生物对食品的分解作用停止;−10℃以下微生物的死亡率很高;−20℃以下时酶的作用基本停止。但低温防腐的效果除温度本身外,还受细菌数量、微生物的种类、冷藏时间、食品本身组成特点以及其他环境因素的影响。例如0℃以下有些霉菌还能繁殖,黄金葡萄球菌和伤寒杆菌在−19℃尚可生存6个月等。

低温防腐一般只能将微生物生长繁殖和酶的活性加以限制,使组织自溶和营养素的分解变慢,但是并不能杀灭微生物,也不能将酶破坏,食品质量变化并未完全停止,因此保藏的时间应有一定的期限。

（2）高温灭菌防腐：食品经高温处理能杀灭绝大部分微生物，破坏食品中的酶类，从而防止食品的腐败变质，延长保存时间。高温杀菌的方法有高温灭菌法和巴氏消毒法两类。高温灭菌法的目的在于杀灭微生物，破坏酶类，获得接近无菌的食品。如罐头的高温灭菌常用 100~120℃，一般可杀灭繁殖型微生物和大部分芽孢型微生物。巴氏消毒的具体作法有两种：一种是低温长时间巴氏消毒，即 60~65℃加热 30 分钟；一种是高温瞬间消毒，即 80~90℃加热 30 秒或一分钟。巴氏消毒多用于牛奶和酱油、果汁、啤酒及其他饮料，对食品的原有风味影响较小，但只能杀灭繁殖型微生物，可能有少数微生物芽孢残留，所以应注意消毒后的密封，以及保存时间和条件。

家庭中的剩饭剩菜，过夜后应再进行蒸、炒，就是利用高温杀菌的原理以达到消毒的目的。

（3）脱水防腐：脱水方法根据食品种类、脱水要求和设备条件而不同，可分别采取日晒、阴干、加热蒸发、减压蒸发、冰冻干燥等，以使食品中的水分含量降到一定限度以下，使微生物不能繁殖，酶的活性也受到抑制，从而防止食品的腐败变质。对脱水防腐的食品，其水分含量的要求也因食品种类不同，例如奶粉和蛋粉不超过 8%，粮食不超过 13~15%，干果和干菜不超过 30%。

（4）提高渗透压防腐：如果微生物处于高渗状态的介质中，则菌体原生质脱水收缩，与细胞膜脱离，原生质可能凝固，从而使微生物死亡。

常见的有盐腌法和糖渍法。盐腌可提高渗透压，微生物对盐类浓度的抵抗力因种类而不同，一般食品中的食盐含量达 8%~10% 即可防止大部分微生物的繁殖，而杀灭微生物需要的食盐含量则高达 15%，且必须数日方能见效。咸鱼、咸肉、咸蛋、咸菜等是常见的盐腌食品。糖渍法是利用高浓度（60%~65% 以上）糖液、作为高渗溶液来抑制微生物繁殖，不过此类食品还应在密封和防湿条件下保存，否则容易吸水，降低防腐作用。糖渍食品常见的有果脯、果酱等。

（5）其他防腐保藏措施：除了以上几种方法外，酸渍法、辐射法、添加化学防腐剂法等，也都能抑制食品的腐败变质，延长保存时间。

第二节　食源性疾病

食源性疾病是指由摄食而引起的疾病，如由食物中毒、食物传染病、食物寄生虫、食物过敏、营养缺乏症、营养过剩等引起的疾病。

本书重点介绍食物中毒。

民以食为天,食应以安全为第一要求。如果饮食有了问题,生活质量就会大打折扣,老百姓的生命健康就会受到严重威胁。在日常生活中,食物中毒现象时有发生,如误食变质食品易引起细菌性食物中毒,误食青皮红肉鱼易引起组胺中毒,误食发芽马铃薯易导致龙葵素中毒,食品中发色剂使用过量会导致亚硝酸盐中毒等。

一、食物中毒的概念

食物对人体可以起到营养作用,但当饮食不当的时候会引起很多疾病。

食物中毒是人们食用了各种"有毒食物"后,在短时间内爆发的非传染性的以急性症状为主的疾病的总称。

所谓"有毒食物"是指健康人经口吃入可食状态和正常数量而发病的食品。食入非可食状态食物(未成熟水果等)和暴饮暴食所引起的急性胃肠炎,因摄入食物而感染的传染病、寄生虫病,或患者本身有胃肠道疾病、过敏体质者食入某食物后发生的疾病,均不属于此范畴。不论是一次性还是长期性连续摄入"有毒食物",凡是以慢性毒害为主要特征的也不属于食物中毒。

二、食物中毒的原因

引起食物中毒的原因很多,主要有以下几个方面:

1. 食物在加工、运输、储藏和销售过程中受病原微生物的污染,产生大量的活菌,如沙门氏菌属和变形杆菌等。

2. 食物受病原微生物污染后,产生大量毒素,使食品具有毒性,如葡萄球菌肠毒素等。

3. 食物在生产、加工、运输、储存过程中被有毒化学物质污染,达到中毒剂量,如农药、金属和其他化学物质等污染。

4. 食物本身含有有毒物质,由于加工烹调方法不当未被去除,如河豚体内的河豚毒素、发芽马铃薯中的龙葵素等。

5. 误食某些外形相似而实际有毒的食物,如毒草、毒鱼类等。

三、食物中毒的特点

虽然食物中毒的原因不同,症状各异,但一般都具有以下几个特点。

1. 潜伏期短

食物中毒的潜伏期较短,一般分为几分钟到几小时,食入"有毒食物"后很多人在较短时间内同时或先后相继发病,发病情况比较剧烈。

2. 食物相同

病人在近期同一段时间内都食用同样的食物,停止食用该食物后发病很快停止,发病曲线在突然上升之后呈突然下降趋势。

3. 症状相似

所有发病者都有相似的临床表现,如恶心、呕吐、腹痛、腹泻等消化道症状。

4. 无传染性

食物中毒时人与人之间不直接或间接传染,而且只要不再有人进食有毒食品,中毒事态就能得到控制,不会出现新病人。

5. 季节明显

夏秋季多发生细菌性食物中毒和有毒动植物食物中毒,冬春季多发生肉毒中毒和亚硝酸盐中毒。

四、食物中毒的分类及预防

食物中毒按致病物质的不同,一般可分为细菌性食物中毒、有毒动植物食物中毒、化学性食物中毒和霉变食品食物中毒四大类。

1. 细菌性食物中毒

细菌性食物中毒是指人们吃了含有大量活的细菌或细菌毒素的食物而引起的食物中毒。

细菌性食物中毒具有明显的季节性,在食物中毒中最普遍、最常见,几乎占食物中毒病例总数的90%,多发生在气温较高的夏季。

引起细菌性食物中毒的食品,主要有动物性食品,如肉类、鱼类、乳类和蛋类等和植物性食品,如剩饭、糯米凉糕、豆制品、面类发酵食品等。

细菌性食物中毒多发生在抵抗力差的人群中,如儿童、老人和病弱者,只要及时治疗,一般病程短、恢复快、愈后良好,但肉毒杆菌毒素例外。

(1)沙门氏菌属食物中毒

沙门氏菌属是一类分布广、适应力较强的细菌,在 18~20℃ 以上能大量繁殖,在食盐浓度为 1%~2% 时可正常繁殖,当 pH 值在 4.5 以下时能抑制其生长,在 80℃ 水中经 5

分钟可被灭杀。沙门氏菌引起的食物中毒,在细菌性食物中毒中最为常见,是预防的重点。

沙门氏菌属食物中毒多由肉类、鱼类、蛋类、乳类等动物性食品引起,全年都可以发生,7 月至 9 月发病率较高。因沙门氏菌在肉类中不分解蛋白质,受污染的食品通常没有感官性质上的变化,所以更应引起注意。对于储存时间较久的肉类,即使没有腐败变质,也应注意彻底灭菌。

肉类食物被污染主要有两个途径:一个是宰前感染,即家畜、禽类等在宰杀前患病,带有沙门氏菌,其中内脏带菌率更高,危险性更大;二是宰后污染,指家畜、禽类等宰后在储藏、运输、加工、销售和烹调等环节中被带有沙门氏菌的水、土壤、天然冰、不洁的容器和炊具、苍蝇、老鼠及人畜粪便等污染。

沙门氏菌属食物中毒潜伏期多为 12 ~ 36 小时,最短 2 小时,最长 72 小时。多为急性胃肠炎症状,开始表现为头痛、恶心、发烧、食欲不振,随后出现腹痛、腹泻、呕吐。经对症治疗,一般 2 ~ 3 天可逐渐好转,一周左右恢复正常,除重症外,很少出现死亡。

对沙门氏菌属食物中毒需加强食品卫生日常监测,应采取以下预防措施:

①严禁食用病死家畜、禽肉。

②严格执行食品分开存放制度。

③暂不烹调的肉类食物,应立即低温储存。

④加工后的熟肉制品应在 10℃ 以下低温或通风良好处存放,且存放时间不可过长。

⑤合理掌握火候,对肉类要充分加热,煮熟煮透。

⑥禁止活家畜、禽进入厨房和切配间。

⑦注意厨房环境卫生,治理好排污水系统,防蝇、灭鼠、灭蟑螂,杜绝污染源。

⑧教育员工注意个人卫生,尤其是便后和工作前要用肥皂和流动水洗手。

(2)葡萄球菌肠毒素食物中毒

葡萄球菌在自然界分布广泛,是化脓性球菌之一。健康人的皮肤和鼻、咽腔、手均可带菌,在食物中能产生大量的肠毒素。肠毒素耐热性强,带有肠毒素的食物,煮沸 2 小时后方能被破坏,故在一般烹调加热中不能被完全破坏。

引起中毒的食品主要有肉类、水产类、乳类、剩米饭、糯米凉糕、凉粉和米酒等。葡萄球菌中毒潜伏期最短为 1 小时,一般在 2 ~ 6 小时。症状主要是恶心、呕吐、唾液分泌增加,胃部不适或疼痛,继而腹泻。呕吐比较频繁,多为喷射状。腹泻多为水样便或黏液便。病程较短,经对症治疗,多在 1 ~ 2 天内恢复正常,很少死亡。

葡萄球菌耐热、不耐寒,可采取以下预防措施:

①对患有疮疖、化脓性创伤或皮肤病以及上呼吸道炎症、口腔疾病的患者,应暂时调换工作,并及早治疗。

②各种易腐食品,应在较低温度(5℃以下)储存或冷藏。

③对剩饭菜的处理,应松散开,放在阴凉通风处,避免污染。保存时间尽量缩短在4小时以内,且食前必须充分加热。

(3)副溶血性弧菌食物中毒

副溶血性弧菌是一种嗜盐弧菌,在海水中广泛分布,我国沿海地区发生此类食物中毒较多。

引起副溶血性弧菌中毒的食物主要是海产品,其中以海产鱼类和贝蛤类较为多见,如黄花鱼、带鱼、墨鱼、海蜇等。其他食品如熟肉类、禽蛋类及其制品亦可因交叉污染发生食物中毒。副溶血性弧菌食物中毒潜伏期最短为2小时,一般多在10小时左右,表现为典型的急性胃肠炎症状,腹痛特征为阵发性绞痛。大多数患者经对症治疗,可在2~4天恢复正常。

对副溶血性弧菌食物中毒可采取下述预防措施:

①海产品加工前应用淡水充分冲洗干净,接触海产食品的厨具、容器和手以及水池等,用后均应洗刷干净,避免交叉污染。

②水产品加工前要以低温冷藏保鲜。因为副溶血性弧菌在2~5℃时即停止生长,在10℃以下时即不能繁殖。

③副溶血性弧菌不耐高温,在80℃时经1分钟即可杀灭。厨房在烹调鱼、虾、蟹和肉类等动物性食物时一定要蒸熟、煮透,防止外熟里生。

④副溶血性弧菌不耐酸,如凉拌海蜇,洗切后在食用醋中浸泡10分钟即可杀灭细菌。做凉拌菜时加些醋,既可杀菌又可调味,一举两得。

(4)致病性大肠杆菌和变形杆菌食物中毒

致病性大肠杆菌和变形杆菌在自然界中分布广泛,人和动物的带菌率都比较高。

引起中毒的食品,主要是动物性食品,如肉类、水产品等,也见于蔬菜和豆制品等,以熟肉类和凉拌菜引起的中毒较为多见。致病性大肠杆菌和变形杆菌属食物中毒会引起急性胃肠炎和急性细菌型痢疾。前者腹泻、大便米泔样、呕吐、腹绞痛;后者腹泻、便血、发高烧。

对致病性大肠杆菌和变形杆菌属食物中毒的预防基本与沙门氏菌属相同,但还应特别注意：

①防止熟食品被带菌厨师和服务员、带菌的动物、厨房的污水和容器具污染。

②熟菜和凉拌菜要有专门的凉菜间，凉菜间与外界厨房隔绝，外面有预进间。

③凉菜间要配备有专门的厨师。

④厨师进入工作间时应先在预进间更衣、洗手后才能到凉菜间操作。

⑤切配好的冷拼盘要直接上席，不能再经过有生肉、菜和脏碗碟的区域，以防交叉污染。

（5）肉毒杆菌食物中毒

肉毒杆菌食物中毒是由肉毒杆菌及其芽孢随泥土或动物粪便污染食品，在食物中生长繁殖产生毒性很强的外毒素所引起的。成年人摄入 0.01mg 的毒素就可以致命。

引起肉毒杆菌中毒的食品，有家庭自制豆酱、臭豆腐、面酱、豆豉等。肉类罐头、腊肉、香肠、熟肉也可引起中毒。肉毒杆菌食物中毒潜伏期一般为 1～4 天，最短 2～6 小时。主要症状是神经麻痹，先是眼肌麻痹和调节功能麻痹，出现视力模糊、眼睑下垂、复视、眼球震颤等症状；接着出现咽肌、胃肠肌等麻痹，并出现吞咽困难、语言障碍；继续发展可因呼吸肌麻痹引起呼吸功能衰竭而死亡。

肉毒杆菌食物中毒的主要预防措施如下：

①厨房在对食品原料进行初加工时要尽量洗清泥土和粪便等可能带菌的杂物。

②采购罐头食品时要避免购买有破损的和胖听的罐头；采购香肠、火腿肉等食品时要了解生产厂的加工质量是否可靠；采购由黄豆类发酵制成的酱料时要注意包装是否完好及食用期限。

③注意存放条件，食用前要充分蒸煮消毒，这是破坏肉毒素、预防中毒的可靠措施。

2. 有毒动植物中毒

有毒动植物中毒是指误食有毒动植物或摄入因加工、烹调方法不当未除去有毒成分的动植物食物而引起的中毒。

（1）鱼类组胺中毒

引起此类中毒的鱼大多是含组胺高的鱼类，主要是海产鱼中的青皮红肉鱼类，常见的有鲐鱼、马鲛鱼、金枪鱼、沙丁鱼等。青皮红肉鱼的鱼体中含有较多的组氨酸，鱼体不新鲜或腐败时，组氨酸脱羧形成组胺，组胺使毛细血管扩张，支气管收缩。

中毒表现：

潜伏期很短，一般数分钟至数小时，表现为面部、胸部及全身皮肤潮红，眼结膜充血，并伴有头疼、头晕、脉快、胸闷、心跳、呼吸加快、血压下降,有时可出现荨麻疹、咽喉烧灼感,个别可出现哮喘。

鱼类组胺中毒的预防措施:

①做好水产品卫生管理和保鲜工作,尤其是若发现鱼类腐败变质,应禁止销售。

②对于含组胺较高的鱼类,烹调时可采取适当措施,减少组胺的含量,如去内脏并用水浸泡,或烹调时加入红果等。

③体弱、过敏体质的人应尽量少食或不食青皮红肉鱼类。

（2）胆毒鱼类

胆毒鱼类的鱼胆含有毒素。主要是淡水鱼中的青鱼、草鱼、鲢鱼、鳙鱼、鲤鱼与鳊鱼等。鱼胆内含胆汁毒素,不易被乙醇和热所破坏,它会导致肾、肝功能衰竭,也能损伤脑细胞和心肌。

在我国部分地区有吞服鱼胆治病的习惯,一些人认为鱼胆有清热解毒、明目、止咳平喘的功效,食之以求治病,但却引起中毒。胆毒鱼类中毒潜伏期一般 5 ~ 12 小时,主要表现有中毒性胃肠炎、肝病、肾病、神经症、心肌病等多种症状。因此,在治疗疾病时不能随意吞服鱼胆,在烹调时要将鱼胆去除,以防中毒。

（3）麻痹性贝类中毒

有些贝类本身无毒,由于摄食有毒藻类而具有毒性,如织纹螺、蚶子、牡蛎、香螺等。毒贝含多种有毒成分,通称为贝类麻痹毒,主要是石房蛤毒素或石房蛤科毒素。麻痹性贝类中毒潜伏期一般 0.5 ~ 8 小时,初始症状为唇、舌、指端麻木及刺痛,继而言语不清、肢麻无力、头痛、嗜睡、步态不稳,并可出现恶心、呕吐、腹泻等消化道症状;严重者可发生昏迷,呼吸困难而死亡。

麻痹性贝类中毒预防措施是,贝类食用前应清洗漂养,除去肝脏和胰脏。烹调时采取水煮捞肉去汤的办法。

（4）有毒蜂蜜中毒

蜜蜂采自有毒植物的蜜腺和花粉所酿成的蜜,含有毒物质,为毒蜜。由于有毒蜜源植物不同,故毒蜜所含有毒物质也不同。

毒蜜中毒多在食后 1 ~ 2 天出现症状,最短的一至数小时,早期会出现头痛、头晕、恶心,呕吐伴低热,乏力,四肢麻木。轻者仅口苦、口干、唇舌发麻,重者并有肝损害或肾损害现象,心脏受累时则出现心律不齐、心率减缓、血压下降等症状,最后死于循环中枢和呼吸中枢衰竭。有毒蜂蜜一般色泽较深,多呈棕色或褐色等,并有苦味或涩味,食用时应加以鉴别。

（5）四季豆中毒

四季豆又名菜豆、刀豆、芸豆等，是我国居民经常食用的一种蔬菜。

秋季霜降以后收获的四季豆，储藏时间过长的四季豆，炒得不够熟的四季豆，都有可能引起食物中毒。四季豆的有毒成分有两种，即豆素和皂素。豆素是豆类的毒蛋白，具有凝集红血球和溶解红血球的作用；皂素会刺激消化黏膜，引起充血、肿胀及出血炎症。

四季豆中毒的预防措施：

①将四季豆在开水中烫泡数分钟，捞出后再进行烹制。

②烹制时要烧熟煮透，使四季豆加热至原有生绿色消色，食用时无生味和苦硬感。

（6）鲜黄花菜中毒

黄花菜又名金针菜。食用鲜黄花菜时中毒的原因是黄花菜中含有秋水仙碱。秋水仙碱本身无毒，但是被摄入人体后氧化成的二秋水仙碱有剧毒，其致死量为 2 ~ 20mg。鲜黄花菜中毒会引起恶心、呕吐、头晕、腹泻、口渴、喉干等症状。

鲜黄花菜中毒的预防措施为：

①食用鲜黄花菜必须先用开水焯，沥干水分，再加以烹调。

②先用水浸泡鲜黄花菜，然后再进行彻底加热。

③将鲜黄花菜蒸煮后晾干，成为干制品，再水发后烹制成菜肴。

（7）发芽马铃薯中毒

马铃薯中含有弱碱性糖苷——龙葵素。在发芽部位含量高，有可能引起中毒。龙葵素对胃肠道黏膜有较强刺激性，对呼吸中枢和运动中枢有麻痹作用，对红细胞有溶血作用并能引起脑、肺、肝等器官水肿、充血。发芽马铃薯中毒一般表现为咽部发干，有瘙痒感，胃部烧灼，恶心，呕吐，腹泻，腹痛，伴有头晕，耳鸣，瞳孔散大，严重者则昏迷、抽搐，甚至呼吸麻痹而死亡。潜伏期为 0.5 ~ 3 小时。

马铃薯应在低温干燥环境中贮存，避免阳光直射，防止发芽。生芽过多的不宜食用，生芽少的剔除芽及其基部，削尽皮，水中浸泡 30 ~ 60 分钟，煮熟后方可食用。烹调时最好加些醋。

（8）含氰苷植物中毒

木薯、苦杏仁、桃仁、枇杷仁、李子仁等果仁中含有苦杏仁苷，在口腔、食道、肠胃中遇水水解为氢氰酸，被肠胃吸收后迅速与细胞色素氧化酶结合，引起细胞氧化过程停止，组织缺氧,机体内积累大量乳酸和二氧化碳。木薯中含有亚麻仁苦苷,在小肠遇水后也水解析出游离的氢氰酸。一般中毒表现为初期口中苦涩,流涕,恶心,呕吐,心悸,伴有头晕、头痛,随中毒加重,呼吸加快,胸闷,表现不同程度的呼吸困难。严重者呼吸急促,瞳孔散大,昏迷,发生痉挛及紫绀,最后因呼吸麻痹或心跳停止而死亡。苦杏仁中毒潜伏期1~2小时,木薯中毒为6~9小时。

应尽量避免或少食杏仁,食用时必须反复用水浸泡,充分加热至熟使其失去毒性。木薯不可生吃,且不宜用铜锅煮食,食量不可过多且不宜空腹吃。

表5-1 其他植物类食物中毒

中毒名称	毒性植物	中毒原因	中毒表现	预防
含亚硝酸盐类植物中毒	青菜、韭菜、卷心菜、苣、菠菜、萝卜叶、荠菜等均含有大量亚硝酸盐和硝酸盐	亚硝酸盐被人体吸收后,将红细胞中正常的低铁血红蛋白氧化成高铁血红蛋白,失去携氧、释氧功能,造成各组织缺氧,以中枢神经最为敏感	头晕、心跳加速、呼吸急促、恶心、呕吐、腹痛、腹胀、腹泻、嗜睡或烦躁不安。口唇青紫,指甲及全身皮肤呈紫黑色或蓝褐色,严重者出现神志不清、痉挛抽搐、昏迷,甚至发生窒息、循环衰竭而死亡。一般1~8小时后发作	严禁食用腐烂变质蔬菜。腌制蔬菜要腌透,至少20天后再食用。避免在一段时期大量食用叶菜类蔬菜。不宜饮用苦井水和过夜的笼锅水
豆浆中毒	黄豆	可疑病因为皂素、血球凝集素、抗胰酶蛋白	恶心,呕吐,腹泻,腹胀,有时伴有头晕,倦怠无力等	煮沸后持续加热数分钟,彻底煮透
魔芋中毒	魔芋	所含有毒成分有麻痹呼吸中枢及运动中枢的作用	初期咽喉、胃肠有烧灼感,继之流涎,恶心,呕吐,腹痛,言语不清,惊厥,甚至可因呼吸中枢麻痹致死。潜伏期为0.5~8小时	煮沸3小时以上方能食用,严禁生食

续表

中毒名称	毒性植物	中毒原因	中毒表现	预防
白果中毒	白果（银杏）	有毒成分尚不十分清楚。白果酸及白果二酚接触皮肤能导致皮炎，吸收后可作用于神经系统，对胃肠黏膜也有刺激作用。也有人认为有毒成分是一种能溶于水，受热破坏的无氮中性结晶物——白果毒素	多发于儿童，成人中毒量为20～300枚，儿童为10～50枚。早期症状为恶心、呕吐、腹泻、腹痛，继而出现头痛、恐惧感、烦躁不安、惊厥、紫绀、瞳孔散大、昏迷甚至死亡。潜伏期为1～12小时	不可生食，吃时要加热熟透，除去肉中绿色的胚，食量应有限制
荔枝病	荔枝	毒性成分及中毒机理尚不清楚，可能存在某种毒素。大量食用后，导致肝脂肪变性，食欲减退，发生低血糖	发病突然，头晕、出汗、面色苍白、疲乏无力、心悸，严重者出现昏迷、阵发性抽搐，瞳孔缩小、皮肤紫绀，甚至血压下降、呼吸困难	不宜连续多日大量食用

3. 霉菌毒素食物中毒

表5-2　能够引起霉菌毒素中毒的主要食物

中毒名称	毒素	中毒原因	中毒表现	预防
黄曲霉素中毒	黄曲霉、寄生曲霉产毒菌株产生的黄曲霉毒素	黄曲霉素使肝脏损伤，如出血，肝细胞变性坏死，脂肪浸润，并有胆小管及纤维组织增生。同时肾脏及肾上腺也发生病变	病初胃部不适，食欲减退，腹胀、肠鸣音亢进、恶心、无力、易疲劳	控制粮油食品如花生、玉米、棉籽等的贮存环境，比如温湿度条件，防止食品霉变。不可食用霉变食品

中毒名称	毒素	中毒原因	中毒表现	预防
黄变米和黄粒米毒素中毒	黄变米中黄绿青霉、岛青霉、桔青霉、缓生青霉等产生黄绿青霉素、桔青霉素、黄天精、环氯素和岛青霉素等	可诱发动物肝细胞肿瘤和肝细胞癌变,有的还并发有肝硬化等		
	黄粒米中黄曲霉、烟曲霉、构巢曲霉等产生环氯素、杂色曲霉素等毒素	诱发肝癌		
霉变甘蔗中毒	节菱孢霉是病原菌,产生的毒素尚不清楚	毒素使中枢神经受损	潜伏期10分钟至17小时不等。病初呕吐、头晕,继而出现典型的眼球偏向凝视、视力障碍,抽搐时四肢强直、屈曲、内旋,手呈鸡爪状	防止大批甘蔗挤压堆放,受潮变质。严禁食用变质甘蔗
霉变甘薯中毒	甘薯酮	对肝脏有毒害作用	潜伏期为数小时至24小时,表现为食欲不振、呼吸困难及呕吐、恶心、腹痛、腹泻,严重者肌肉颤抖、痉挛、神志不清、昏迷、瞳孔散大,数日内死亡	注意贮存条件,防止薯皮破损受病菌污染。避免食用霉变甘薯
	甘薯醇	对肝脏有毒害作用		
	甘薯宁	引起肺水肿和胸腔积液		
	4-薯醇	也是肺水肿诱发因子		

4. 化学性食物中毒

化学性食物中毒包括金属、农药和其他有毒化学物质引起的食物中毒。引起中毒的化学物质主要有砷、锌、铅和亚硝酸盐等。化学性食物中毒的特点是发病快,一般潜伏期很短,患者中毒程度严重,而病程往往比一般细菌毒素中毒要长。

(1)砷化物中毒

砷俗称砒,无毒。砷的化合物一般都有毒,尤以三氧化二砷的毒性最烈(俗称砒霜)。

砷化物中毒潜伏期数分钟至数小时,病人首先感到咽喉部发干、发辣、灼烧,常伴剧烈恶心、呕吐,呕吐内容先为食物然后可吐出胆汁,严重者可见到血性物。随恶心、呕吐后,病人感到腹部胀闷、烧灼及腹痛,腹痛可呈痉挛性绞痛,腹泻为水样黏液便或米汤样便。各部位黏膜、鼻及口腔黏膜充血甚至出血。神经系统受损,严重中毒者肝肾功能均受损。死因多为呼吸循环衰竭、肝肾功能衰竭、中毒性脑病。

砷化物中毒预防措施:

①盛过含砷农药的容器不得再盛装食品,加工粮食的碾磨禁碾农药。

②食品制作中使用的化学物质或食品添加剂要符合食品卫生标准。

(2)铅中毒

铅中毒的主要原因是用含铅锡的金属容器盛装酒类饮料,或用劣质陶瓷或搪瓷容器来盛装酸性食物。

铅中毒多为慢性中毒,由于铅有蓄积作用,长期摄入体内将引起中毒症状。铅中毒的主要症状表现为口中有金属味、流涎、口腔黏膜变白,剧烈恶心、极度乏力、冷汗淋漓,严重者昏迷、循环衰竭,甚至可能死亡。

铅中毒的预防措施:

①不用含铅锡金属的容器盛装酒类饮料。

②选购陶瓷或搪瓷容器时应购买合格产品。

(3)锌中毒

锌以微量存在于各种食物中,但不会引起中毒。锌中毒是由于镀锌容器或工具与有机酸或酸性食品长期接触,使锌溶解于食品中,人食用后而导致中毒。锌中毒的症状主要表现为恶心、呕吐、腹绞痛、腹泻、口腔烧灼感、眩晕及全身不适,重者可致休克。锌的中毒剂量为 0.2～0.4g,致死量为 8～10g。锌从容器移入食品中的数量与食品的性质、存放时间等因素有关。

锌中毒的预防措施:

①不使用镀锌容器制备、冷却、运输、保存酸性饮料和食品。

②饮食行业使用的厨具、炊具和容器尽量采用不锈钢制品。

(4)亚硝酸盐中毒

硝酸盐在自然界中分布很广,人类的食物及饮水中均含有一定量的硝酸盐,硝酸盐在一系列细菌的硝基还原酶作用下,可转变为亚硝酸盐。食物中亚硝酸盐的大量聚集会引起食物中毒。

亚硝酸盐食物中毒多系食用了含有大量硝酸盐及亚硝酸盐的青菜或误食亚硝酸盐而引起的一种高铁血红蛋白症。亚硝酸盐中毒的表现为头晕、头痛、乏力、心跳加速、瞌睡或烦躁不安、呼吸困难,亦有恶心、呕吐、腹胀、腹痛、腹泻等症状。皮肤青紫是本病的特征,尤以口唇青紫最为普遍。

亚硝酸盐中毒的预防措施:

①蔬菜应妥善储存,防止腐烂,禁食腐烂变质的蔬菜。

②腌菜要腌透,至少腌制半个月以上再食用。

③不喝苦井水、蒸锅水,不使用苦井水、蒸锅水做饭。

④食品行业使用发色剂应严格遵守国家规定的使用量。

⑤妥善保存亚硝酸盐,防止将其当成食盐或碱面误食而中毒。

五、食物中毒调查处理

一旦发生食物中毒事件,相关部门应及时进行认真调查,查明原因,提出改进措施,以免同类事件再次发生。

1. 明确诊断和抢救病人

医生通过询问病史和体检,可初步确定是否为食物中毒,可能由何种食物引起,并将情况及时向卫生防疫站报告,要通过暂时封存有关食堂、餐馆的可疑食物,保护好现场。同时,尽早就地抢救病人,重点是重症患者、老人和儿童。对已摄入可疑食物而无症状者也应严密观察。

2. 现场调查

(1)中毒情况调查

当地卫生防疫站和有关部门接到报案后应立即组织人员到现场进行调查,进一步了解发病经过、主要临床表现、发生中毒的地点、单位、时间、中毒人数、重病人数及死亡人数、可疑食物、进食范围及发病趋势、已采取的措施和待解决的问题等。

(2)现场一般卫生情况调查

了解餐具、炊具、用具、设备是否符合卫生要求,炊事人员个人卫生习惯和健康状况、用膳制度等,分析可能引起中毒的原因和条件。

(3)确定中毒食物

详细了解病人发病前 24~48 小时内进食的各餐食谱,找出可疑食物;进一步了解可疑食物的来源、运输和储存情况、制作过程及出售中有无污染的可能。

（4）采样检验

对食剩的可疑食物、餐具及用具涂抹物、病人排泄物、炊事人员的手部等进行检验，查明病原。

3. 现场处理

确定中毒食物类型后，针对原因立即对现场进行处理，以防止事件扩大蔓延。

（1）销毁引起中毒的食物。

（2）针对污染原因及时督促改进，有传染病的炊事人员应暂时调离饮食服务工作岗位，制定和完善卫生管理制度。

（3）指导现场消毒。

4. 认真贯彻执行食品卫生法

加强卫生宣教工作，增强个人卫生意识，严格执行食品卫生法和食品卫生标准，搞好食品卫生工作。

六、食物中毒的急救处理

一旦发生食物中毒，千万不能惊慌失措，应冷静地分析发病的原因，针对引起中毒的食物以及食用的时间长短，及时采取如下应急措施：

1. 尽快排出胃肠道内未被吸收的毒物

排毒的过程可分为催吐、洗胃、灌肠及导泻。这个过程对非细菌性食物中毒的抢救尤为重要，进行得越早、越彻底，效果越好。但对于肝硬化，心脏病和胃溃疡等患者，原则上不应采用催吐和洗胃的方法。

（1）催吐

催吐是先让患者饮大量温开水或服用催吐剂，然后反复刺激患者的咽部令其呕吐，使残留在胃内的毒物迅速排出，多用于中毒发生不久、毒物未被大量吸收的病人，但患者意识必须清醒，对昏迷病人不宜采用该方法。

（2）洗胃

洗胃可以彻底清除胃黏膜皱襞内尚未被吸收的残毒。洗胃进行得越早、越彻底，效果越好。

（3）导泻与灌肠

如果患者中毒时间较长，估计毒物已部分进入肠内，可用1%的盐水、肥皂水或清水，加热至40℃左右，进行高位连续灌肠。

2. 防止毒物的吸收，保护胃肠道黏膜

发现有人食物中毒后，应尽快食用拮抗剂。拮抗剂的作用是吸附毒素或暂时与毒物结合，从而使胃肠道中未被吸收的毒物降低或变为无毒，或使毒物与胃肠道黏膜隔开而延缓吸收。牛乳、豆浆、蛋清等食物是容易找到的拮抗剂，可以沉淀砷、汞等重金属，也有中和酸碱的作用，并能保护胃黏膜，阻止其吸收毒物。

3. 促进已吸收的毒物排泄

一般毒物或毒素进入人体后多由肝脏解毒，或经肾脏随尿排出，或经胆管与肠道随同胆汁混入粪便排出。因此，大量输液稀释体内毒素是抢救食物中毒患者的重要措施之一，对保护肝、肾，促进毒素排泄十分重要。

4. 对症治疗

在进行排毒、解毒抢救的同时，还应针对中毒者所出现的临床症状对症治疗。在治疗过程中，要给病人以良好的护理，尽量使其安静，避免精神紧张，注意休息，防止受凉，同时补充足量的淡盐开水。

中毒症状较轻者，应及时采取相应救治措施，使其康复。中毒症状较重者，救助时需保持冷静，进行简单救治的同时，立即送往医院进行急救。

第三节　传染病与寄生虫病

畜禽类虽然是供给人体营养物质的重要食物来源，但是存在着很多传染病和寄生虫病，其中有 30 多种是人畜共患的传染病。这些传染病和寄生虫病往往通过人与牲畜的接触、饮水、生食瓜果蔬菜、食用病畜肉等而传染给人，损害人体健康，甚至威胁人的生命。

一、饮食与传染病

传染病是指由病原微生物或寄生虫引起的，能在人与人、动物与动物或人与动物之间相互传染的疾病。每一种传染病都有一定的病原体，都有一定的传染性，都可以广泛传播和流行，危害人类健康。

传染源就是传染的来源，带病原体的病人（包括只带病原体而不生病的人）和动物，都叫作传染源。

传染源播散病原体,到处污染,比如:通过呼吸道吸入使人感染;蚊、虫等把病原体吸入体内,叮咬健康人的皮肤,把病原体直接注入人体;饮用水、食品被污染上病原体;农业粪肥污染水源、蔬菜、瓜果、运输工具;苍蝇带菌散布,直接或间接地把病原体传染到食物上;瓜果、蔬菜未经洗净、消毒、加热,病原体随食物进入体内等,这些都可使传染病发生。

传染病的流行需要三个基本条件,即当地有传染源,有适宜于病毒、寄生虫传播的途径,以及有易感人群。人们的日常饮食是传染病传播的主要途径。常见的食物传染病有痢疾、伤寒、霍乱、传染性肝炎、肺结核等。

二、饮食与寄生虫病

寄生虫的种类很多,自然界里有许多动植物都有寄生虫寄生。寄生虫侵袭人体可穿通皮肤或黏膜以及其他器官,引起组织损伤;可阻塞管腔,引起肠梗阻;吸收身体营养,造成人体营养不良;有些寄生虫的分泌物、排泄物和死亡虫体对身体有毒害作用等。由于饮食不卫生常发生的寄生虫病有以下几种:

1. 畜肉常见的寄生虫病

(1)囊虫病(绦虫病)

囊虫病(绦虫病)是常见的人畜共患寄生虫病,人、牛、羊、猪均可患囊虫病(绦虫病)。

囊尾蚴(俗称"囊虫")是绦虫的幼虫,猪肉中含囊尾蚴的称为"米猪肉",囊尾蚴在猪肉的槽纹肌及结缔组织中分布,呈圆形或椭圆形的包囊,透明或灰白色,米粒至豌豆大(5～10mm)。人吃了生的或半生的含有包囊的肉,包囊在小肠里受胆汁的作用,包囊破裂,囊尾蚴钻出,吸附在人体小肠黏膜上,生长出节片,约10～12周发育成成虫,即绦虫。

人患有绦虫病时,往往出现贫血、消瘦、腹痛、消化不良和腹泻等症状。囊尾蚴若寄生在人体肌肉中,可使肌肉感到酸痛、僵硬;若寄生在脑内,脑组织因受到压迫而出现神经症状:抽搐、癫痫、瘫痪甚至死亡;若进入眼部,可影响视力,甚至失明。至今尚无治疗此病的特效药物。

囊虫病(绦虫病)的预防措施是:购买肉类时,一定要选购经卫生检验合格的肉品;牛、猪肉等一定要加热煮熟煮烂再吃;食具、菜刀、案板严格实行生熟分开制度;注意饮食卫生。

(2)旋毛虫病

旋毛虫病是人畜共患的寄生虫病,主要寄生在肌肉中,是以损害横纹肌肉为主的一种全身性疾病。肌肉内有旋毛虫包囊。

人、猪、狗、猫及许多野生动物均可患该病。人吃了带有旋毛虫包囊的肉,会出现头痛、皮肤发亮、发红、全身皮肤层层脱落,严重时引起大面积肌炎、吞咽困难,甚至死亡。

旋毛虫病的预防措施是:进行必要的卫生宣传教育,严格执行肉品卫生检验制度,改变生食或半生食猪肉等哺乳动物肉的习惯。

2. 鱼类常见的寄生虫病

(1)肝吸虫(华支睾吸虫)

肝吸虫病是寄生于人体肝胆系统的一种慢性寄生虫病。肝吸虫病主要由食用未煮透的淡水鱼、虾所致,也可由囊蚴通过案板、菜刀等用具污染食物,造成疾病的传播。

人感染此病后表现为慢性消化机能紊乱,如不规则的腹痛、便秘、肝肿大、胆囊炎,少数人会因肝硬化诱发肝癌而死亡。儿童感染后会影响生长发育,甚至引起侏儒症。

肝吸虫病的预防措施是:应加强卫生宣传教育;食品从业人员加工鱼虾后需及时洗手,防止交叉感染;杜绝生食"醉虾"等不良习惯。

(2)肺吸虫(魏氏并殖吸虫)

肺吸虫是由寄生在以肺部为主要脏器的吸虫所引起的一种慢性寄生虫病。一些地区的居民有生吃、腌吃、醉吃虾、蟹等水产品的习惯,易得此病。

肺吸虫病的预防措施是:鱼类、水产品需煮熟后食用;火锅烫鱼片需加热烫透。

3. 常见肠道寄生虫病

(1)蛔虫病

蛔虫病是蛔虫寄生于人体小肠内引起的一种常见的寄生虫病。蛔虫头尾较细,为乳白色或粉红色的长圆形小虫。

蛔虫寄生在人的肠道内,吸取人体的营养,虫卵随粪便排出。蛔虫可穿入胆总管、阑尾、胰腺管等处,引起炎症。蛔虫病在我国各地均有发生,农村感染率高于城市,儿童感染率高于成人。

蛔虫病的预防措施是:不要让儿童用手抓食品吃;吃东西与加工食物前必须洗手;蔬菜一定要做熟。

(2)蛲虫病

蛲虫是一种寄生在人体小肠下部和直肠里的寄生虫,身体细小,像白线头。蛲虫夜间到肛门周围产卵,引起肛门发痒。人感染蛲虫主要是不注意个人卫生,人通过手接触感染后,会使内衣裤、床单带有寄生虫卵,所以必须经常用开水烫洗。

（3）姜片虫病

姜片虫是鲜红、微带褐色的小虫，形状像生姜片，寄生在人的肠道里。虫卵随大便排出人体后，在水中长成尾蚴，附着在水生植物中。人生食水生植物后易感染姜片虫病，易引起消化不良、浮肿及发育障碍等病症。

第四节　食物过敏

随着人们生活水平的不断提高，能吃到的食物种类越来越多，这虽然满足了人们的口腹之欲，但也面临着更多的过敏风险。20 世纪 80 年代末食物过敏仍被认为是食品安全领域的一个次要问题，近 10～15 年由于过敏性疾病发病率增加和转基因技术的发展以及转基因农作物商品化，人们才开始重新评价食物过敏问题，食物过敏对大众健康的影响才开始受到重视，成为全球关注的公共卫生问题之一。

一、食物过敏的概念

食物过敏是指人体摄入食物后，机体对其产生了异常的免疫反应，导致生理功能紊乱，从而引发的一系列临床症状。

食物过敏实际上是指人体对食物产生了过分敏感、过分强烈的反应。经常会听到有人说"这东西我不能吃"或"那东西我吃了过敏"。有人不能吃螃蟹，有人不能吃杏仁，有人不能吃桃，形形色色。有的人吃了螃蟹后过敏了，脸、脖子起满了红疹，刺痒难耐；有的人对小麦面过敏，在家、在外都要处处小心，生活平添了很多麻烦。这些现象都属于食物过敏。

二、食物过敏的主要影响因素

食物过敏的影响因素很多，主要有遗传因素、喂养情况、孕期饮食及吸烟情况等。

1. 遗传因素

遗传因素在过敏性疾病中起主要作用。

父母中的一方有过敏性疾病，其子女的过敏性疾病患病率为 30%～40%，若父母双方均患有过敏性疾病，其子女患病率则高达 60%～80%。民间有"奶癣"一说，即未断奶的孩子出现湿疹、瘙痒等皮肤症状，这多半是食物过敏造成的。当然，是过敏体质不一定就会过敏,如果在后天环境中没有遇到会引起过敏的物质,就不会过敏。

2. 喂养及辅食添加情况

母乳喂养时间过短和辅食添加不当与食物过敏关系密切。

调查显示,3 岁以下的婴幼儿容易过敏,1 岁内最多,4 到 6 个月为高发年龄段;4 个月内添加辅食的婴幼儿,过敏危险比 4 个月后添加辅食者更高。对有过敏性疾病家族史的高危儿童而言,其母亲在孕期和哺乳期应避免进食能引起过敏的食物。推迟断乳时间,推迟添加奶制品、蛋、鱼、坚果和豆类的时间,能有效降低儿童的过敏率并减轻症状。对因各种原因不得不采用混合喂养或人工喂养的食物过敏高危儿童,喂养水解配方奶可有效降低食物过敏发生率或减轻症状。

3. 孕产期情况

食物过敏患者如在怀孕期间摄取含有可致敏食物的膳食,其新生儿发生食物过敏的危险性将会大大增加。

4. 吸烟情况

孕期吸烟者所产婴儿患食物过敏的危险性较高,所以处于孕期的妇女最好不要吸烟。此外,早产儿由于免疫屏障发育不完善,也容易发生食物过敏。

食物过敏的高危人群为婴幼儿和儿童,食物过敏是儿童继发性营养不良的原因之一。降低食物过敏患病率及其对健康危害的关键是早期明确诊断,及早将过敏食物从病人食谱中彻底排除和及时给予喂养指导。所以我们有必要掌握容易引起过敏的食物,防患于未然。

三、食物过敏原

对人类健康构成威胁的食物过敏原主要来自食物中含有的致敏蛋白质、食品加工储存中使用的食品添加剂和含有过敏原的转基因食品。

1. 食物过敏蛋白质

食物中 90% 的过敏原是蛋白质,但并非所有的蛋白质都会引起过敏。具有抗原特性的蛋白质大多数含有酸性等电点的糖蛋白,通常能耐受食品加工、加热和烹调,并能抵抗肠道的消化作用。

1999 年国际食品法典委员会第 23 次会议公布了常见致敏食品的清单,其中包括 8 种常见的和 160 种较不常见的过敏食品。临床上 90% 以上的过敏反应由 8 类高致敏性食物引起。常见的 8 种高致敏性食物有:鸡蛋、牛奶、鱼、贝壳类海产品、坚果、花生、大豆、小麦。在我国,芝麻、水果等食物引起的过敏也相当常见。

2. 食品添加剂

食品添加剂包括防腐剂、色素、抗氧化剂、香料、乳化剂、稳定剂、松软剂及保湿剂等,其中人工色素、香料引起的过敏反应较为常见。

为了改善食品的感官性状和口感,这些添加剂被广泛用于各类食品中,但由于食品标签中标注不明确或没有标注,如果不特别注意往往难以观察到。例如:有的人吃薯片过敏,结果并不是对马铃薯过敏,而是对其中添加的食物保鲜剂过敏;有的人喝橙汁过敏,经检查是对橙汁中添加的色素过敏。

3. 转基因食品

近年来,随着生物技术的迅速发展,转基因食品不断进入人类社会。

以番茄、南瓜、玉米、马铃薯、大豆等许多基因工程植物为原料制成的食品,如面包、果酱、糖果、饼干、干酪、黄油、色拉油、肉制品等已经摆上了超市的货架。转基因生物中有些含有来自致敏性物种和人类不曾食用过的生物物种的基因,由于基因重组产生的新蛋白质可能对人体产生包括致敏性在内的毒性效应。因此,检查食物的致敏性是转基因食品安全检查的一项主要内容,任何新的转基因食品商业化之前,都要对其进行包括致敏性在内的安全性评估,以确保消费者能够安全地食用。

四、食物过敏的典型症状

食物过敏症状发生时间因人而异,它可以在进食数分钟至数小时后发生,90% 的食物过敏症状在进食 1 小时内发生。

食物过敏最明显的表现是在皮肤上,如皮肤充血、湿疹、瘙痒、荨麻疹、血管性水肿等;胃肠道症状也很多见,如恶心、呕吐、腹痛、腹胀、腹泻等;有些人还表现在神经系统上,如头痛、头昏,严重的还可能发生过敏性休克、血压急剧下降、意识丧失、呼吸不畅,如果抢救不及时还会有生命危险。所以我们有必要掌握一些食物过敏的防治措施,尽量避免食物过敏的发生。

五、食物过敏的防治措施

由于食物品种繁多,产地、季节和每个人的饮食习惯各不相同,食物过敏的诊断和治疗都存在一定困难。若想防治食物过敏,首先必须查明"元凶",然后采取相应措施进行防治。

防治过敏的四字方针："避"、"忌"、"替"、"移"。不管是防还是治,对食物过敏,最简单、最经济、最有效的办法就是避免食入引起过敏的食物。

"避"就是避免食用或接触过敏源食物。如对牛奶过敏,就应避免食用含牛奶的一切食物,如雪糕、冰激凌、蛋糕等。此外,有的人一闻到或碰到某种食物就会过敏,应该避免接触。

"忌"就是忌口。与"避"类似,只要不吃易引起过敏的食物,就不会再过敏了。

"替"就是食物替代。如对牛奶过敏者,可试着用羊奶、马奶或者豆奶之类的食品代替。

"移"就是不要把易过敏的食物放在近前,以免让孩子误食,或者在做饭时不小心误放、误加。此外,对一些生凉瓜果引起的过敏,可以将瓜果煮熟后食用。

食物过敏与食物中毒不同,往往不在乎量,个别人沾一点儿都会引起过敏反应。所以发生食物过敏后,无论症状轻重,都要引起重视。可以通过药物进行治疗,减轻过敏症状。但药物只能治标,不能治本,必要时需要到医院看变态反应科,以便做进一步的治疗。

需要注意的是,食物过敏并不是一成不变的,有的人小时候对某种食物过敏,长大了可能就不过敏了。有的人是一段时期内对某种食物过敏,三五年后就不过敏了。对于营养价值较高而又经常需要食用的食品,可在避免食用三五年后,少量地试吃,逐渐加大剂量,运用"食物口服脱敏疗法"脱敏。这样经过一段时间的训练,个别人就可以达到一般人的食用量了。

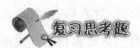 复习思考题

1. 名词解释

(1)食源性疾病　　(2)食物中毒　　(3)传染病　　(4)食物过敏

2. 填空题

(1)按致病物质的不同,一般将食物中毒分为 _____、_____、_____、_____四大类。

(2)河豚体内的有毒成分是 _____,河豚中毒多发生在 _____季。

(3)传染病传播的条件是 _____、_____、_____。

(4)_____引起的食物中毒在细菌性食物中毒中最为常见。

（5）畜肉常见的寄生虫病有_____和_____。

3.判断题

（1）食物中毒以慢性毒害为主要特征。　　　　　　　　　　　　　（　　　）

（2）豆浆煮熟了喝,是为了去除豆腥味。　　　　　　　　　　　　（　　　）

（3）食物中毒具有传染性。　　　　　　　　　　　　　　　　　　（　　　）

（4）肉毒鱼类的肌肉或内脏含有"雪卡"毒素。　　　　　　　　　（　　　）

（5）黄曲霉毒素是目前已知的最强烈的化学致癌物。　　　　　　　（　　　）

（6）鱼类常见的寄生虫有肝吸虫和蛲虫两种。　　　　　　　　　　（　　　）

4.选择题

（1）_____是食物中毒中最普遍、最常见的疾患,几乎占食物中毒病例总数的_____,多发生在_____季节。

A.细菌性食物 50%　夏秋　　　　　B.有毒动植物食物中毒 50%　春夏

C.霉变食品食物中毒 90%　春秋　　D.细菌性食物中毒 90%　夏秋

（2）毒蕈的有毒成分为四种,即_____。

A.原浆毒、神经毒、胃肠毒和溶血毒

B.原浆毒、神经毒、胃肠毒和"雪卡"毒

C.原浆毒、神经毒、胃肠毒和龙葵素。

D.原浆毒、神经毒、豆素和"雪卡"毒。

（3）发芽马铃薯和鲜黄花菜的有毒成分分别为_____和_____。

A.龙葵素　皂素　　　　　　　　B."雪卡"毒　秋水仙碱

C.原浆毒　二秋水仙碱　　　　　D.龙葵素　二秋水仙碱

（4）食用苦杏仁可能发生中毒,引起中毒的物质是_____。

A.豆素　　　　　　B.皂素　　　　　　C.氢氰酸　　　　　　D.秋水仙碱

5.问答题

（1）食物中毒的特点有哪些?

（2）亚硝酸盐中毒的预防措施有哪些?

（3）常见肠道寄生虫病有哪些?

（4）常见的 8 类高致敏性食物是什么?

（5）如何预防鱼类组胺中毒?

6.论述题

(1)食物过敏的防治措施是什么?

(2)食物中毒调查处理的程序是什么?

7.分析题

为什么死鳝鱼、死河蟹不能吃?

参考文献

1. 广东省职业技能鉴定指导中心. 粤菜烹饪教程. 广州:广东省出版集团广东经济出版社,2007.

2. 许成. 饮食营养与卫生. 北京:中国劳动社会保障出版社,2007.

3. 翟凤英. 食品营养学. 长沙:湖南科学技术出版社,2004.

责任编辑:张 颖

图书在版编目(CIP)数据

烹饪营养知识 / 陈日荣主编. — 北京 : 旅游教育
出版社, 2013.8

(国家中等职业教育改革发展示范校创新系列教材)

ISBN 978 – 7 – 5637 – 2715 – 5

Ⅰ. ①烹… Ⅱ. ①陈… Ⅲ. ①烹饪—营养卫生 Ⅳ.
①R154

中国版本图书馆 CIP 数据核字(2013)第 178263 号

国家中等职业教育改革发展示范校创新系列教材

烹饪营养知识

简文强 顾 问

陈日荣 主 编

李斌海 陈显忠 副主编

出版单位	旅游教育出版社
地 址	北京市朝阳区定福庄南里 1 号
邮 编	100024
发行电话	(010)65778403 65728372 65767462(传真)
本社网址	www. tepcb. com
E – mail	tepfx@ 163. com
印刷单位	北京甜水彩色印刷有限公司
经销单位	新华书店
开 本	787 毫米×1092 毫米 1/16
印 张	11
字 数	205 千字
版 次	2013 年 8 月第 1 版
印 次	2013 年 8 月第 1 次印刷
定 价	22.00 元

(图书如有装订差错请与发行部联系)